CME TEXTBOOKS NATIONAL PROJECT 国家级继续医学教育项目教材

中国心身相关障碍规范化诊疗指南

主　编　吴爱勤　袁勇贵

中華醫學電子音像出版社
CHINESE MEDICAL MULTIMEDIA PRESS
北　京

图书在版编目（CIP）数据

中国心身相关障碍规范化诊疗指南 / 吴爱勤，袁勇贵主编. —北京：中华医学电子音像出版社，2022.4

ISBN 978-7-83005-208-9

Ⅰ.①中… Ⅱ.①吴…②袁… Ⅲ.①心身障碍－诊疗－指南 Ⅳ.①R749.92

中国版本图书馆CIP数据核字（2022）第031821号

中国心身相关障碍规范化诊疗指南
ZHONGGUO XINSHEN XIANGGUAN ZHANG'AI GUIFANHUA ZHENLIAO ZHINAN

主　　编：吴爱勤　袁勇贵
策划编辑：冯晓冬　史仲静
责任编辑：刘　溪
校　　对：张　娟
责任印刷：李振坤
出版发行：中华医学电子音像出版社
通信地址：北京市西城区东河沿街69号中华医学会610室
邮　　编：100052
E-Mail：cma-cmc@cma.org.cn
购书热线：010-51322677
经　　销：新华书店
印　　刷：廊坊市祥丰印刷有限公司
开　　本：850mm×1168mm　1/32
印　　张：6.875
字　　数：179千字
版　　次：2022年4月第1版　2023年6月第3次印刷
定　　价：55.00元

内容提要

《中国心身相关障碍规范化诊疗指南》由中华医学会心身医学分会组织国内具有丰富临床经验的心身医学专家撰写而成，凝聚了诸多心身医学专家的智慧。该指南包括心身相关障碍流行病学现状和发病机制、评估与诊断、心理治疗、物理治疗、药物治疗、临床各科室常见心身相关障碍等内容，并附心身相关障碍常用评估量表。本书内容丰富、条理清晰、实用性强，旨在引导医务工作者正确认识、规范诊断和合理治疗心身相关障碍，使临床治疗有据可依、有证可循。本书适用于全国心身医学工作者、全科医师、心理治疗师及其他各专科临床医师，有助于进一步推进我国心身相关障碍的规范化诊疗。

编委会

主　　编　吴爱勤　袁勇贵

编　　委（以姓氏笔画为序）

丁荣晶　北京大学人民医院

王　菲　中国医科大学附属第一医院

王玉平　首都医科大学宣武医院

王高华　武汉大学人民医院

王铭维　河北医科大学第一医院

方建群　宁夏医科大学总医院

邓云龙　中南大学湘雅三医院

阮列敏　宁波市第一医院

孙　华　广西医科大学第一附属医院

杜向东　苏州市广济医院

杨建立　天津医科大学总医院

吴爱勤　苏州大学附属第一医院

何燕玲　上海市精神卫生中心

邹　涛　贵州医科大学附属医院

邹韶红　新疆维吾尔自治区人民医院

况　利　重庆医科大学附属第一医院
沈鑫华　湖州市第三人民医院
张　岚　四川大学华西医院
张桂青　石河子大学医学院第一附属医院
陈　珏　上海市精神卫生中心
陈胜良　上海交通大学医学院附属仁济医院南院
邵宏元　山西省人民医院
季建林　复旦大学附属中山医院
周　波　四川省人民医院
周世昱　大连医科大学
赵旭东　同济大学附属东方医院
姜荣环　中国人民解放军总医院
袁勇贵　东南大学附属中大医院
倪红梅　上海中医药大学
唐艳萍　南开医院
常　翼　大连医科大学附属第一医院
谌红献　中南大学湘雅二医院
谢　健　杭州市第一人民医院
熊　鹏　昆明医科大学第一附属医院
薛　蓉　天津医科大学总医院

参编人员（以姓氏笔画为序）

马　鑫　中南大学湘雅三医院

王　兴　湖州市第三人民医院
王　昆　天津医科大学肿瘤医院
王　毅　天津中医药大学第二附属医院
王　燕　天津医科大学总医院
王红星　首都医科大学宣武医院
王国强　无锡市精神卫生中心
王慧聪　首都医科大学宣武医院
王德林　北京大学首钢医院
白雪歌　天津市第一中心医院
朱金富　新乡医学院
朱颖军　天津市中心妇产科医院
任　列　湖州市第三人民医院
刘　浩　武汉大学人民医院
刘晓云　东南大学附属中大医院
刘爱华　首都医科大学宣武医院
闫　卉　南开医院
孙丽丽　天津医科大学总医院空港医院
李　勇　江苏省人民医院
李　婷　昆明医科大学第一附属医院
李英辉　东南大学附属中大医院
沈仲夏　湖州市第三人民医院
张玉琴　天津市儿童医院
陈超其　广州市惠爱医院

林　华　首都医科大学宣武医院
林　敏　湖州市第三人民医院
林一聪　首都医科大学宣武医院
周　亮　广州市惠爱医院
赵　旻　中南大学湘雅三医院
钟　华　湖州市第三人民医院
侯　月　首都医科大学宣武医院
姜长青　北京安定医院
徐　治　东南大学附属中大医院
唐丽丽　北京大学肿瘤医院
唐秋萍　中南大学湘雅三医院
曹磊明　无锡市精神卫生中心
戚务芳　天津市第一中心医院
彭毅华　上海市精神卫生中心
曾奇峰　武汉中德心理研究院
游林林　东南大学附属中大医院
雷礼磊　湖州市第三人民医院
管冰清　天津医科大学肿瘤医院

学术秘书　岳莹莹　东南大学附属中大医院

前 言

没有全民健康，就没有全面小康。党的“十九大”提出“实施健康中国战略”，把以治病为中心转变为以人民健康为中心，树立“大健康”理念，为人民群众提供全方位、全周期的健康服务。为推动和保障心身健康中国战略的实施，中华医学会心身医学分会始终恪守永恒主题“弘扬人文、心身整合、心身同治、规范诊疗”，这正契合了健康中国战略的内涵。

心身医学是医学的分支学科，主要探讨由心（精神/心理、社会、伦理引起的情绪因素）与身（躯体的结构与功能）之间的相互关系在健康维持和疾病发生、发展、治疗中的作用。心身医学在综合医院医务人员继续教育中日渐受到关注和拓展，心身医学新模式要求医务人员更新诊疗思维模式，提高临床实践技巧。心身相关障碍见于临床各科，涉及人体各个器官和系统。临床各专科医师均应掌握一定的心身医学知识，具有识别、处理常见心身相关障碍的基本能力，在看“身病”的同时还要看“心病”。大力发展心身医学事业是目前我国医疗卫生事业的重要发展方向，也是推动医学模式转变的重要内容。

心身相关障碍是我国综合医院、基层医疗人群的常见病、多发病。为全面提高心身相关障碍规范化诊断与治疗的整体水平，由中华医学会心身医学分会牵头组织国内多学科专家充分论证，遵循国内外相关指南，汇总评价最新研究证据，最终形成适合我国人群的心身相关障碍规范化诊疗指南。该指南的发布和实施将为推进我国心身相关障碍规范化诊疗实践发挥积极作用。

《中国心身相关障碍规范化诊疗指南》的读者对象是全国心身医学工作者、全科医师、心理治疗师及其他各专科临床医师，指南融入了专家团队依据临床经验总结的精华内容。希望这本书能指导临床各科室医师及时发现心身相关障碍患者，并给予恰当的心理干预和必要的治疗。

本书的编写参照了国内外最新研究成果，凝聚了全国绝大多数知名心身医学专家的智慧，并经反复讨论和修改后定稿。但是，心身医学作为一门新兴学科，被引入中国的时间并不长，可供借鉴的范本也很少，尚有许多未知领域，因而本书错漏之处在所难免，敬请读者不吝赐教！

吴爱勤　袁勇贵

2021年12月

出版说明

医疗卫生事业发展是提高人民健康水平的必然要求，医药卫生人才队伍建设是推进医药卫生事业改革发展、维护人民健康的重要保障。继续医学教育作为医学终身教育体系的重要组成部分，是实施人才强卫战略和卫生人力资源开发的主要途径和重要手段。

《国家级继续医学教育项目教材》系列于2006年经全国继续医学教育委员会批准，由中华医学会组织编写，具有以下特点：一是权威性，由全国众多在本学科领域内有较深造诣和较大影响力的专家撰写；二是时效性，反映了经过实践验证的最新学术成果和研究进展；三是实用性、指导性和可操作性，能够直接应用于临床；四是全面性和系统性，以综述为主，代表了相关学科的学术共识。

纵观《国家级继续医学教育项目教材》系列，自2006年出版以来，每一分册都是众多知名专家智慧的结晶，其科学、实用的内容得到了广大医务工作者的欢迎和肯定，被全国继续医学教育委员会和中华医学会共同列为国家继续医学教育推荐教材，同时连续被列入“十一五”“十二五”“十三五”国家重点出版物出版规划。

本套教材的编辑与出版得到了全国继续医学教育委员会、国家卫生健康委员会科教司、中华医学会及其各专科分会与众多专家的支持和关爱，在此一并表示感谢！

限于编写时间紧迫、经验不足，本套教材会有很多不足之处，真诚希望广大读者谅解并提出宝贵意见，我们将在再版时加以改正。

《国家级继续医学教育项目教材》编委会

目 录

《中国心身相关障碍规范化诊疗指南》制定的方法学……… 1

第1章 心身医学概论 ………………………………………… 4

第1节 相关概念 ………………………………………… 4

第2节 心身相关障碍的流行病学 ……………………… 9

第3节 心身相关障碍的分类 …………………………10

第4节 心身相关障碍的病因与发病机制 ……………13

第5节 展望 ……………………………………………26

第2章 心身相关障碍的评估与诊断 ……………………… 29

第1节 概述 ……………………………………………29

第2节 心身相关障碍的病史采集与沟通技巧 ………36

第3节 心身相关障碍的评估 …………………………49

第4节 心身相关障碍的诊断 …………………………68

第3章 心理治疗 ………………………………………… 72

第1节 治疗性医患沟通 ………………………………72

第2节 精神分析疗法 …………………………………75

第3节 行为疗法 ………………………………………76

第4节 人本心理疗法 …………………………………79

第5节 认知疗法 ………………………………………81

第6节 催眠疗法 ………………………………………83

第7节 表达性心理疗法 ………………………………84

第8节 叙事疗法 ……86
第9节 森田疗法 ……87
第10节 道家认知疗法 ……89
第11节 平衡心理治疗 ……90
第12节 悦纳进取疗法 ……91
第13节 团体心理治疗 ……93
第14节 危机干预 ……94
第4章 物理治疗 ……97
第1节 生物反馈疗法 ……97
第2节 重复经颅磁刺激治疗 ……101
第3节 经颅直流电刺激治疗 ……104
第4节 迷走神经刺激治疗 ……107
第5节 经颅交流电刺激治疗 ……112
第5章 药物治疗 ……115
第1节 概述 ……115
第2节 抗焦虑药 ……122
第3节 抗抑郁药 ……126
第4节 抗精神病药 ……134
第5节 心境稳定剂 ……136
第6节 益智药 ……138
第7节 中成药 ……141
第6章 临床各科室常见心身相关障碍 ……145
第1节 妇产科常见心身相关障碍 ……145
第2节 不孕不育科常见心身相关障碍 ……151
第3节 儿科常见心身相关障碍 ……153

第4节 老年科常见心身相关障碍 …………………………… 156
第5节 肿瘤科常见心身相关障碍 …………………………… 160
第6节 心内科常见心身相关障碍 …………………………… 161
第7节 消化科常见心身相关障碍 …………………………… 164
第8节 口腔科常见心身相关障碍 …………………………… 166
第9节 风湿免疫科常见心身相关障碍 ……………………… 168
第10节 其他科室常见心身相关障碍 ……………………… 172

参考文献……………………………………………………………… 178

附录一 9项患者健康问卷（PHQ-9）……………………… 198
附录二 7项广泛性焦虑障碍量表（GAD-7）…………… 199
附录三 患者健康问卷躯体症状群量表（PHQ-15）…… 200
附录四 心身症状评估量表（PSSS）……………………… 201

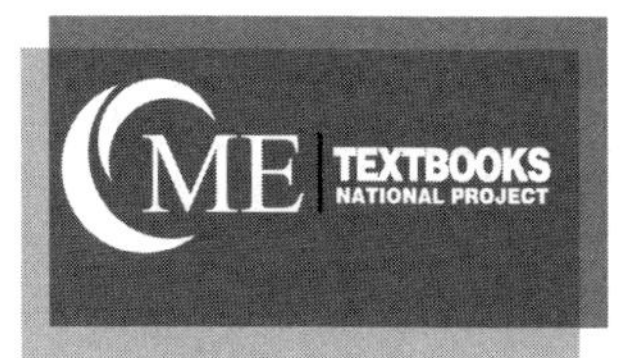

《中国心身相关障碍规范化诊疗指南》制定的方法学

我国改革开放以来，随着社会经济的发展和科学技术的进步，人们的竞争压力不断增加，居民生活行为方式发生了改变，心身相关障碍已成为威胁我国人民生命和健康的重大公共卫生问题。为应对不断增长的心身相关障碍所带来的社会和经济负担，我国相继发布了针对“双心”疾病、功能性胃肠病、躯体化障碍等各项诊治指南和专家共识。这些指南和共识的制定和实施对我国心身相关障碍的防治工作起到了积极的作用，但是我国迄今为止尚无专门指导心身相关障碍诊断与治疗的指南或共识。1995年世界心身医学会发布了《研究用心身医学诊断标准》，2014年日本心身医学会发布了有关心身相关障碍的诊疗指南，美国心身医学会也发布了《2018心身障碍临床指南》。由于我国人群心身相关障碍及其心理社会危险因素的流行特征与西方人群有较大差异，其他国家指南中的一些建议并不完全适用于我国人群。为了从整体上提高我国心身相关障碍的诊疗能力，促进心身相关障碍的规范化治疗，努力实现“健康中国2030”规划纲要的战略目标，落实心身同治为主的心身相关障碍慢病防控工作方针，由中华医学会心身医学分会牵头，联合多学科专科协作学组，共同制定了《中国心身相关障碍规范化诊疗指南》(下文简称《指南》)。

《指南》参考了国内外相关指南及最新研究成果，坚持科学、公正的原则，形成了基于最新临床研究证据的建议性文件，用以指导我国心身相关障碍的诊断、治疗及其他临床实践。

一、组织结构

在中华医学会心身医学分会的组织下，成立了《指南》制定联合委员会和《指南》制定工作组，并提名通信作者、主要执笔人及专家委员会成员。专家委员会包括从事临床医学（精神医学、内科学、神经病学、临床心理学等）的专业成员，具有广泛代表性。

二、内容和目标人群

《指南》编写组成员一致决定《指南》的目标人群为发生心身相关障碍的18岁及以上人群。《指南》主要聚焦于临床各科室心身反应障碍、心身症状障碍、心身疾病、心理因素相关生理障碍（进食障碍、睡眠障碍、性功能障碍）、应激相关心身障碍、躯体症状相关障碍、躯体疾病伴发的精神（心身）障碍、心身综合征等的诊疗。临床各科室其他躯体疾病、严重精神障碍、人格障碍等不作为《指南》的主要内容。

三、撰写和审校

《指南》制定工作组指定的执笔人负责《指南》中心身相关障碍的流行病学现状和发病机制、心身相关障碍的评估与诊断、心理治疗、物理治疗、药物治疗、临床各科室常见心身相关障碍等内容的撰写。每部分内容又经过核心专家审校。经执笔人修改后的稿件由专家委员会成员审核通过，再由通信作者审核通过后正式定稿。

四、《指南》应用范畴

《指南》可供广大临床医师、心身医学工作者、专科医师、全科医师、心理咨询师、公共卫生执业医师及科研管理人员学习和实践。《指南》遵照循证医学原则，以当前最佳证据为依据，为临床实践作出最合适的推荐。临床医师在实践中应根据实际情况灵活运用。

我国对心身相关障碍的关注比其他精神疾病起步晚，因此，《指南》制定联合委员会成员除了中华医学会协作组专家外，还包括来自全国各省市数十位综合医院的专家，他们共同参与了《指南》的编写和审稿，经过三年多的努力和反复多次修改，最终完成《指南》的编写。实践是检验真理的唯一标准，尽管编写人员付出了极大努力，《指南》仍可能存在不足之处，如《指南》中的一些诊疗建议具有一定的时间限制性，而且多数临床试验证据来自国外人群。《指南》制定工作组的全体成员竭诚期待全国同道一起来应用《指南》，并在实施过程中提出批评及建议，以使《指南》日臻完善。

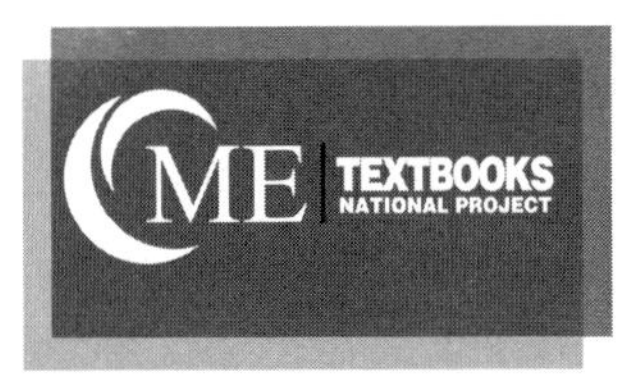

心身医学概论

第1章

吴爱勤　袁勇贵　陈　珏　王铭维
王　菲　陈胜良　倪红梅　李英辉

第1节　相关概念

随着社会的进步与发展，人们生活节奏日益加快，竞争意识越来越强，心身相关障碍的患病率逐年升高。另外，随着疾病死亡谱的改变以及现代医学模式和多因素发病理论的推进，心身相关障碍日益受到医学界的重视。

一、心身医学

心身医学是一门主要探讨心（精神/心理、社会、伦理等引起的情绪因素）与身（躯体的结构与功能）之间的相互关系在健康维持和疾病发生、发展及治疗中作用的新兴学科。

心与身的关系自古以来就是人们所关注的话题。“西方医学之父”希波克拉底提出“了解什么人患病比了解患什么病更重要”，他认为把患者当作一个整体来了解比仅仅关注患者患病的器官更为重要。这是早期心身医学理论的雏形。

心身医学具有双重涵义：首先，它是一种指导医学研究和医疗实践的学术思想或理论，即应用生物、心理、社会因素相互关联的理论来阐明这些因素以何种方式以及在多大程度上可以对各种疾病的形成、发展和治愈起共同作用；其次，心身医学还是一种治疗原则，它把生物医学、心理康复疗法的原则看作整体医学互为补充的各个部分。

二、心身障碍和心身疾病

心身疾病（psychosomatic diseases）又称心理生理疾患（psychophysiological disorder），是介于躯体疾病和神经症之间的一类疾病，其发生、发展、转归及防治都与心理社会因素密切相关。而近代心身疾病的概念是在19世纪20年代由心身医学专家提出的概念基础上发展起来的。随着疾病死亡谱的改变以及现代医学模式和多因素发病理论的推进，心身疾病逐渐受到医学界的重视。

心身疾病有狭义和广义两种含义。狭义的心身疾病是指心理社会因素在疾病发生、发展过程中起重要作用的躯体器质性疾病，如冠心病、原发性高血压等。心理社会因素在疾病发生、发展过程中起重要作用的躯体功能性障碍则称为心身障碍（psychosomatic disorders），如进食障碍、偏头痛等。广义的心身疾病特指心理社会因素在疾病发生、发展过程中起重要作用的躯体器质性疾病和躯体功能性障碍。

目前心身疾病和心身障碍在文献中有时被混用，而且二者之间也存在交叉和重叠。一些著作中提到的心身障碍有时还笼统地包括一部分心身疾病和一部分神经症性障碍，故广义的心身障碍与心身疾病几乎是同义语。

三、心身谱系障碍

有学者把心身谱系障碍分为三大类：①心身反应（psychosomatic reactions），指精神性刺激引起的生理反应，去除刺激后，反应会恢复正常；②心身障碍，指由精神刺激引起的功能障碍，但没有器质性病变；③心身疾病，指由心理社会因素引起的器质性病变。一般情况下，心身疾病和心身障碍可以混用，因为二者之间的区分在理论上易理解，但在实践中难以明确界定。自从国际疾病分类（international classification of diseases，ICD）-10建议用“disorder”取代“disease”以来，上述分类就无实际意义了。心身反应、心身障碍和心身疾病是一个连续谱，三者之间可以单项转化，心身反应、心身障碍可以单独出现，也可与心身疾病共病。

四、心身相关障碍

近年来，我国学者提出了“心身相关障碍”的概念，它不仅包含上文提到的心身反应、心身障碍和心身疾病，还包含心理因素相关生理障碍（进食障碍、睡眠障碍、性功能障碍）、应激相关心身障碍（急性应激障碍、创伤后应激障碍、适应障碍、ICU综合征、癌症相关心身障碍、尿毒症相关心身障碍、职业心身耗竭）、躯体症状相关障碍、与心身医学密切相关的精神障碍（抑郁障碍、焦虑障碍、强迫及相关障碍）、躯体疾病所致精神障碍及心身综合征。可见，心身相关障碍概念的提出，极大扩展了心身医学的内涵和范围，为心身医学的发展带来新的机遇。

五、心身医学模式

医疗的对象是人。人不仅是一个生物体，生活在一定的社会环境中，还有复杂的心理活动。人类的疾病不仅是细胞、组织、器官的病理过程，而且是心理活动与自然环境、社会环境相互作用的结果。研究证明，社会心理因素对人的健康状况有极大的影响。现代人的生活中，经常会发生经济困难、交通意外、竞争失败、与配偶争吵等形形色色、数不胜数的应激事件，这些应激因素就像细菌、病毒、营养不良及理化因素一样，成为影响人类心身健康的危险因素。在人类与疾病的斗争过程中，逐渐形成3种医学模式。

1. 生物医学模式（biomedical model） 传统生物医学模式从人体解剖、生理、病理、生化等方面探究疾病的原因和治疗方法。这种模式借助自然科学的方法，着重研究人体物理、化学过程，解释人体的正常现象和病理现象，并处理这些病理现象。在人类历史上，生物医学模式的确为医学发展作出了不可磨灭的贡献，但是，这种医学模式也逐渐暴露出种种缺陷和消极影响，最重要的是它忽略了社会心理因素的作用。传统生物医学模式使医师只关注躯体疾病，或者只关注人体的一部分而忽略整体，治疗的仅是患病的器官，而不是患病的人。这种医学模式对人类疾病和健康的理解存在片面性，其缺陷也阻碍了医疗事业的发展。

2. 生物–心理–社会医学模式 随着社会文明程度的提高，生物因素引起的疾病（如传染病）被逐渐控制，人类“疾病谱”和“死因谱”发生了显著变化。心脏病、恶性肿瘤、脑血管病等已取代传染病成为人类的主要致死性疾病。

人们逐步认识到以往的生物医学模式已不足以阐明人类健康

和疾病的全部本质，对疾病的治疗也不能单凭药物和手术，人们对健康的要求已不再停留在身体“无病”的水平上。于是，一种新的医学模式——生物-心理-社会医学模式应运而生。1977年恩格尔在《科学》杂志上发表了《需要新的医学模式——对生物医学的挑战》一文，对这一全新的医学模式作出开创性的分析和说明。与传统生物医学模式不同，生物-心理-社会医学模式是一种系统论和整体观的医学模式，它要求把人看作是一个多层次、完整的连续体，也就是在健康和疾病的问题上，要同时考虑生物、心理、社会因素的综合作用。这一模式包含生物医学研究取得的一切成果，比生物医学模式更为全面，也更符合医学实践和社会发展的需求。自20世纪50年代以来，医学模式开始从生物医学模式向生物-心理-社会医学模式转变。在生物-心理-社会医学模式指导下发展起来的心身医学，对医学模式的转化无疑起着强有力的促进作用。心身医学的发展，必将促进全科医学的发展。医学将更加重视预防，重视人类潜能的开发，医学的整体水平也必将得到极大的提高。

3. 整体医学模式 自世界卫生组织（World Health Organization，WHO）于1990年提出“生活方式疾病”的概念开始，生物-心理-社会医学模式就逐渐演变为整体医学模式。整体医学模式的观点认为，健康是整体素质健康，即身体素质、心理素质、社会素质、道德素质、审美素质等多种素质的完美结合。整体医学模式与整体护理相呼应，有利于临床医疗和护理工作的规范、协调和统一，有利于对心身相关障碍患者的诊治，更有利于提高疗效和患者的生活质量。

六、心身整合治疗

在心身相关障碍患者的治疗中，倡导“心身同治”，既要恰当用药，又要考虑到心理治疗、物理治疗具有同等重要的地位，“三架马车”相得益彰、灵活运用，才能提高患者的治疗效果。在药物治疗方面，精神药物近年来已有长足的进步，新一代抗抑郁药、抗焦虑药、心境稳定剂及抗精神病药不断问世，如何选取疗效肯定、不良反应轻、患者依从性好、安全度大的药物，以及如何在各种心身相关障碍的不同病程中合理使用精神药物大有讲究，如何艺术性地灵活运用这些药物是提高疗效的关键。另外，心身相关障碍患者往往具有一定的人格特质，服药依从性差，建立医患关系、说服其规律用药与疗效密切相关。当然，中成药对这类患者也有一定的疗效。在临床上，患者往往也更愿意接受这类药物，临床医师可以合理选用。物理治疗包括经颅磁刺激、直流电刺激治疗等，心理治疗包括认知行为治疗、平衡心理治疗、生物反馈治疗等。这些治疗措施均对心身相关障碍患者有一定疗效，但治疗成功的关键在于临床医师的合理选用，针对这方面内容的培训势在必行，这是心身医学发展的重要内容。

第2节　心身相关障碍的流行病学

目前研究人员对在综合性医院或基层医疗机构就诊的人群构成比例已基本形成共识，即“三三分”，心身相关障碍、躯体疾病伴发心理障碍、躯体疾病各占1/3。由此可见，2/3的就诊患者需要接受心理精神科的干预。由于心身相关障碍是由生物、心理、社会多因素所致，且临床表现、症状结构错综复杂，因此常有漏诊和误诊，这就使临床医师难以制订正确的治疗方案，从而延误治疗，使患者错失最佳综合治疗时机。长期以来，由于综合科室医师和基层医务工作者对心理障碍的识别度较低，相当数量的心身相关障碍患者求医无门，或者长期处于反复求医的“患病”状态。这样一来，除了会增加患者的痛苦外，还存在另外两大危害：一是患者往往成为医疗资源的高度使用者，反复到医院各科室就诊，重复做昂贵的检查、治疗，浪费医疗资源；二是这种情况往往导致医患双方对诊疗活动均不满意，甚至引起医患矛盾。由此可见，这也是造成“看病难、看病贵、医患矛盾增加”的重要原因，应引起各部门的重视。《中华人民共和国精神卫生法》明确规定综合性医院医务人员和基层医务工作者需要具备识别可疑精神（心理）障碍的能力。然而门急诊工作具有内容广泛、病种多、时间紧迫、环境干扰因素复杂等特点，想要在尽可能短的时间内迅速抓住病情要点并初步筛选出心身相关障碍患者显得异常困难。因此，提高综合科室医师和基层医务工作者的精神卫生知识，以帮助他们早期快速识别可疑心身相关障碍患者尤为重要。

心身相关障碍患病率的特点是发达国家高于发展中国家，城市高于农村，脑力劳动者高于体力劳动者，女性、高龄、居住拥挤、生活条件恶劣、需要做出较多努力者患病率较高。据调查，日本九州大学附属医院内科门诊心身障碍患者占26.3%，美国学者的临床观察发现约50%就医者的症状与心理因素有关。心身疾病在我国患病率为20.5%～43.6%，门诊患者高于住院患者。需要说明的是，由于目前对心身疾病的界定与分类标准不一、认识不同，上述心身相关障碍患病率的数据仅供参考。

第3节　心身相关障碍的分类

我国曾于1958年将精神疾病分为14类，但无心身疾病的诊断分类。1982年发布的《中华医学会精神病分类——1981》将“心身疾病”作为最后一类精神性疾病首次纳入精神疾病诊断中。1989年《中国精神障碍分类与诊断标准第2版》（CCMD-2）的10类精神性疾病中，第6类疾病（心理生理障碍、神经症及心因性精神障碍）包含心身障碍，在第1类疾病（内脏疾病伴发的精神障碍）中也有一些属于心身障碍的范畴。其后的CCMD-3中，第6类疾病（心理因素相关的生理障碍）同样包含心身障碍，第1类疾病（器质性精神障碍）也含有部分心身障碍。

2017年，中华医学会心身医学分会提出具有中国特色的心身相关障碍分类诊疗体系，将心身相关障碍分为5类（图1-3-1）。其中心身反应原则上不能称为一种疾病，它只是一种“反应”，是一种暂时的心理生理反应，病程较短（＜1周）的患者可归为此类。

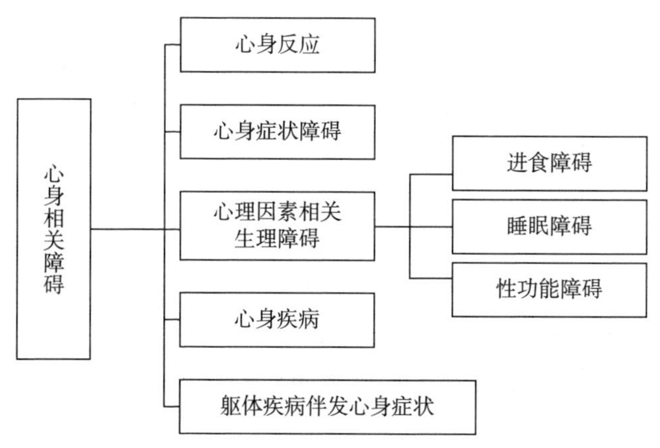

图1-3-1　2017年中国心身相关障碍分类

2019年2月在无锡召开的中华医学会心身医学分会第一次常委会上，对上述分类做了进一步修订，将心身相关障碍分为9类（图1-3-2）。

这一版的分类有以下7个新的特点：①将心身反应改为心身反应障碍，心身反应障碍、心身症状障碍和心身疾病是一个连续谱，在一定的社会心理因素下可以相互转化，因而归为心身谱系障碍。②明确心身症状障碍等同于传统的心身障碍。③将应激相

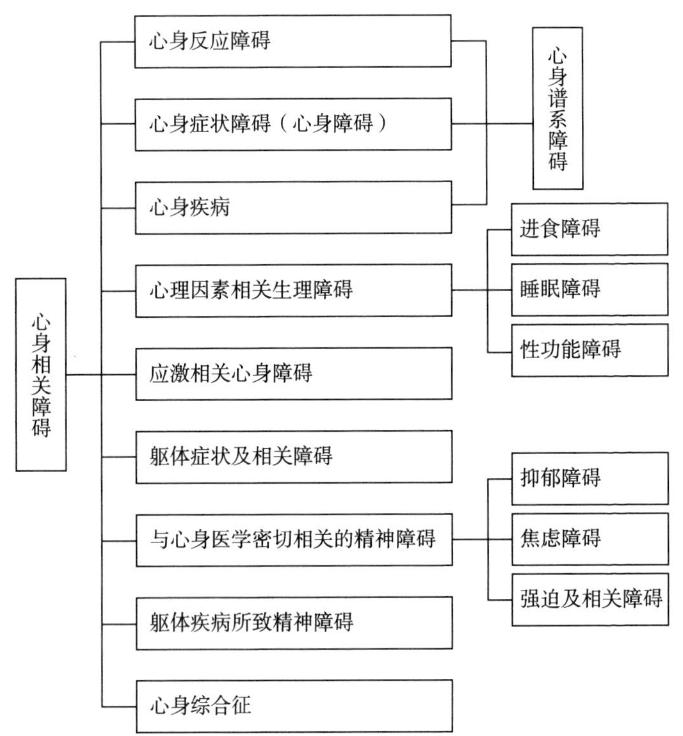

图1-3-2　2019年中国心身相关障碍分类（第二版）

关心身障碍单独列出，将ICU综合征、癌症后心身障碍、尿毒症后心身障碍、职业心身耗竭等纳入此类。④将躯体症状及相关障碍单独列出。⑤纳入与心身医学密切相关的精神障碍，包括抑郁障碍、焦虑障碍、强迫及相关障碍。⑥纳入躯体疾病所致精神障碍，并将其分为2个亚型，一是躯体疾病所致的精神症状（如谵妄、卒中后抑郁症状障碍），二是躯体疾病和精神障碍共病（如卒中后抑郁症）。⑦首次将三大类18个心身综合征纳入分类中，这是在国际心身医学研究小组2017年修订的《心身医学研究用诊断标准》（DCPR）的基础上，结合我国具体国情，对其进行修订、整合并提出，在2017版DCPR的基础上增加了神经质、体像障碍、逛医行为及与重大疾病/手术相关的躯体不适4个条目内容，并将疑病症改为疑病观念。这三大类心身综合征分别为应激与个性（适应负荷、神经质、A型行为、述情障碍）、患病行为（逛医行为、疑病观念、疾病恐惧、死亡恐惧、健康焦虑、持续的躯体化、转换症状、周年反应、疾病否认、体像障碍）及情绪表现（沮丧、易激惹、与重大疾病/手术相关的躯体不适、继发于精神障碍的功能性躯体症状）。

第4节　心身相关障碍的病因与发病机制

一、病　　因

（一）心理学因素

1. 人格因素　人格是一个人在社会化过程中形成和发展的思想、情感及行为的特有统合模式，这个模式包括个体独具的、稳定而统一的各种特质的总体。人格因素可以通过影响个体在适应内外环境过程中的认知、情感及行为模式，进而影响躯体健康。既往研究发现，某些人格类型的个体更易罹患某些躯体疾病，例如，A型性格者往往争强好胜，同时又苛责自己。Friedman等发现，相较于B型性格，A型性格者有更高的血清胆固醇水平，更短的凝血时间，A型性格为冠心病的独立危险因素。

2. 情绪因素　中医典籍《黄帝内经》中提出“怒伤肝、喜伤心、忧伤肺、思伤脾、恐伤肾”的论断。研究证明，情绪可以影响自主神经系统、内分泌系统及免疫系统等，从而引发各种疾病。在长期抑郁、焦虑状态下，下丘脑-垂体-肾上腺轴被激活，交感-肾上腺髓质和血小板功能异常，炎性反应增强，这些都是促使心血管疾病高发的危险因素。

（二）生物学因素

1. 神经生理学 心身相关障碍通常涉及自主神经系统所支配的器官或系统。自主神经系统在应激（即大脑受到外界刺激时）状态下反应最为活跃，可分为交感和副交感神经系统，前者可起到回应应激的作用，而后者多扮演“休养生息”的角色。美国生理学家Cannon的理论强调交感-肾上腺系统活动增强对机体的影响。现代生理心理学研究显示，机体应付急变时因功能快速调动导致的高血糖、高血脂状态，会引发能量代谢紊乱，进而导致细胞凋亡。自1930年起，巴甫洛夫学派开始研究内脏感受性条件反射，发现内脏可通过学习机制导致功能紊乱，出现心率加快、血压升高、呼吸加速、胃肠活动减慢等改变。

2. 神经内分泌学 身体内环境的稳态是神经系统、内分泌系统等协同调节的结果。体内某些神经细胞本身具有内分泌功能，能把神经活动转换为激素释放。目前确定的脑组织神经激素有脑啡肽、神经降压素、胆囊收缩素、P物质、血管活性肠肽、促肾上腺皮质激素、生长抑素及促甲状腺激素释放激素等。这些高效能的生物活性物质以远距分泌、旁分泌及自分泌的方式作用于靶细胞发挥作用。当各种内、外应激作用于机体时，中枢神经系统接受的感觉传入信息使相应神经细胞电位发生改变，从而启动脑神经内分泌细胞，导致内分泌系统激素分泌过多或过少，引起相应的生理改变或疾病的发生。

3. 神经免疫学 免疫功能变化是参与心身相关障碍发生的重要机制。几乎所有典型的心身相关障碍都有不同程度、不同方面的免疫功能变化，许多自身免疫性疾病就是典型的心身相关障碍。脑接受精神和躯体应激后，通过交感神经、神经内分泌激素及细胞因子影响外周免疫功能。人体对抗原产生抗体的能力与焦虑程度相关。正常机体内存在激素、神经递质及神经肽对免疫系统的控制，免疫活动同样影响神经系统和内分泌活动。

4. 神经生化 参与自主神经系统调节的神经递质主要包括单胺类递质［如多巴胺（dopamine,DA）、肾上腺素（adrenaline，AD）、去甲肾上腺素（norepinephrine，NE）、5-羟色胺（5-hydroxytryptamine，5-HT）］、γ-氨基丁酸（γ-aminobutyric acid，GABA）、乙酰胆碱（acetylcholine，ACh）等。中枢神经系统中多巴胺的浓度与精神活动相关，过量的多巴胺可引起精神错乱、恐惧及幻觉。肾上腺髓质分泌的肾上腺素和去甲肾上腺素水平升高可使心率加快、心肌收缩力增强。性情急躁、工作紧张及长期处于恶劣环境中的人们的大脑皮质兴奋和抑制失调，对皮质下中枢的控制失常，交感神经系统经常处于兴奋状态，使儿茶酚胺、皮质激素、肾素等分泌过多，心脑血管疾病的发病率明显高于正常人。罹患心脑血管疾病的患者，一旦遇到强烈环境刺激或发生激烈情绪改变时容易诱发心脑血管痉挛、脑梗死、脑出血、急性心肌梗死、急性心律失常，甚至导致猝死。

5. 神经可塑性 随着神经生理、生化及神经解剖和神经影像等技术的发展，人们对许多宏观心理现象的理解能达到微观的水平，其中神经可塑性理论可以很好地将心与身（环境压力与躯体改变）、宏观与微观（心理行为与神经系统改变）合理统一起来。神经可塑性是指神经系统的结构或功能发生动态的变化以适应不断变化的内外环境的特性，主要包括神经元的发生和死亡，或者神经连接的形成和剪切，或者已有连接的强度发生变化，涉及大脑对各种内外刺激进行感知、调节及应答的多种重要过程，以及神经元结构和功能的多种变化。正性和负性环境应激分别对神经可塑性有促进和损伤的作用。

6. 遗传学及遗传神经影像学 在心身相关障碍方面，生物遗传是重要的致病因子之一。遗传学研究是通过家系研究、双胞胎分析及全基因组关联等研究方法，以寻找不同心身相关障碍的特定遗传学标记。临床试验研究已经证实遗传因素对心身相关障碍有重要影响。例如，冠心病是一种心身相关障碍，相关的双胞胎研究及家系研究显示冠心病具有明显的遗传倾向，且亲属患冠心病的年龄越早，个体患病的风险越高。

影像学研究是利用目前先进的神经影像学技术研究大脑的结构和功能，从而探索心身相关障碍病理状态下的大脑改变。神经影像学技术作为一种无创、非侵入性的神经系统检查手段，已经被广泛应用于心身相关障碍的临床诊断与科学研究中，并且获得具有创新意义和临床价值的研究发现。

遗传影像学研究就是把遗传学和影像学结合起来，以期发现特异性遗传学标记对脑功能、脑结构及脑网络的调控机制，是一种将遗传学、影像学、行为医学等多水平、多层次学科结合起来的研究，以此对心身相关障碍患者进行个体化精准治疗。

7. 脑–肠轴 胃肠道是大脑一切活动能量和功能调控的物质基础，同样具有影响精神心理活动的功能。胃肠道功能异常也会通过脑影响对全身各系统的功能调控，这就是涉及精神医学、心理学、神经病学、内分泌学及胃肠病学等多学科基础和临床学术领域的“脑-肠轴”理论。“肠-脑”方向调控状态紊乱可通过神经网络系统和体循环途径与“脑-肠”方向调控状态紊乱形成恶性循环，从而参与心身相关障碍的发病。

（三）社会文化因素

许多疾病都与社会文化因素密切相关。对于个体而言，一种社会文化因素可能会导致全身多个系统发生功能变化。因此，社会文化因素对疾病所造成的影响不容忽视。

1. 文化因素 文化因素对心身相关障碍的影响一直备受关注。Horney等强调了文化因素对心理和躯体功能的影响。文化因素是影响心理和躯体健康的关键因素，表现在心身相关障碍临床领域的诸多方面。

2. 人际关系　和谐的人际关系对心身健康具有积极的促进作用，Reusch在研究中强调人际关系的重要性，认为心身相关障碍是个体交往退化的表现。在面对心身相关障碍问题时，人际关系因素是不容忽视的一环。人与人之间的相互交往、相互沟通可以消解负性因素的影响，从而推动人们的心理和躯体健康。

3. 重大生活事件　重大生活事件是指一种在日常生活中发生的对人们的身心有严重威胁和损害的人、事、环境的变化性经验。Holmes和Rahe（1967）的研究认为，个体经历的重大生活事件会对自身健康产生影响，严重者可导致疾病的发生。Holmes等的研究开创了对生活事件进行定量评定的历史，为生活事件的评定奠定了科学基础。Sarason等进一步研究发现，生活事件的影响因人而异，从某种意义上来讲，重大生活事件与心身相关障碍的发生、发展有一定的关系。

二、有关心身相关障碍发病机制的理论

（一）精神分析理论

1. 精神分析与心身相关障碍　弗洛伊德在研究癔症患者的过程中发现，患者的躯体症状（偏瘫、呕吐、失明、失语等）多源于那些被压抑的创伤或冲突的想法，这些被压抑的记忆以及与之伴随的强烈情绪并不会消失，而是转换为躯体症状。这一发现为探索心身问题提供了崭新的视角。

精神分析理论指导下的临床和研究工作在20世纪上半叶盛行一时，在此背景下出现的神经症（neurosis）和心因性疾病（psychogenetic disease）曾一度成为理解心身相关障碍病因的主

流理论。虽然随着科学技术的进步和应激理论的兴起，精神分析不再是解释心身相关障碍病因的主流理论，但其关于人格和躯体疾病之间关系的探索仍会随着理论的发展而不断进步。

2. 精神分析病因假说

（1）神经症及心因性疾病理论：对神经症患者的精神分析研究发现，长期的慢性情绪问题会导致躯体症状，这种情绪问题引起脏器功能异常的现象称为神经症。

神经症患者的器官功能障碍是可逆的，相关检查并没有发现这类患者出现与脏器功能障碍相对应的器质性损害，因此不足以解释有实质性脏器损害的躯体疾病。以Alexander为代表的精神分析学家提出了心因性致病理论。该理论认为，心身相关障碍的发展可以分为两个阶段，第一阶段是慢性情绪问题所致的神经症；第二阶段是长时间功能紊乱最终导致不可逆的脏器实质性损害。该理论还认为引发躯体疾病的慢性情绪问题与患者的人格特点有关。之后的研究发现，并非具有“致病”人格特点的人都会罹患相应的心身相关障碍。Alexander对心因性致病理论进行了修正：只有那些同时存在器官易感性和情绪应激两种因素的个体，才可能罹患相应的心身相关障碍，而器官易感性有可能是遗传的，也可能是发病前某个时期获得的。

（2）客体关系理论的相关研究：客体关系理论则更多从关系的角度来探索心身相关障碍的病因，更关注早期母婴关系、依恋类型及分离对心身相关障碍易感性的影响。多项对婴儿早年生活的观察发现，婴儿各项生理功能的调节和稳定与照料者的照料方式有关。

（3）自体心理学的相关研究：自体心理学强调共情，即一个人设身处地地体验另一个人的感受和情感的能力。很多观察和研究发现，能被良好共情的人抵御疾病及康复的能力更强。大量研究结果支持共情对健康尤其是免疫系统调节的积极作用。然而有关因共情失败所致的自体创伤与躯体疾病的关系仍有待进一步研究。

（二）皮质内脏相关理论

皮质内脏相关理论认为，人作为一个统一的整体，其大脑皮质具有统率作用，高级神经活动促使机体内环境保持相对稳定，全身各器官功能相互协调，身心统一，并适应外环境的变化。不仅大脑皮质会影响内脏活动，而且内脏活动也会不断向大脑发送冲动信息，以报告其功能状态并影响大脑皮质的活动。这种双向联系完全按照条件反射的规律进行，从而形成机体对内外环境反应的统一性。

皮质内脏相关理论认为，皮质在机体的病理过程中发挥重要作用。巴甫洛夫推测：皮质活动障碍可能会引发功能性疾病，进而过渡到器质性疾病。同时，他也提出用条件反射的方法可能会解决病因学、治疗学中的许多问题。这一推测得到后来许多试验研究的证实。皮质内脏相关理论不仅被用来解释健康与疾病的心理生理过程，而且可用于解释临床上的各种治疗方法。

（三）行为学习理论

行为学习理论认为某些社会环境刺激会引发个体出现习得性心理和生理反应，表现为情绪紧张、呼吸加快、血压升高等。由于个体素质问题，或者通过特殊环境的强化，或者通过泛化作用，会使生理心理反应固定下来，演变成症状和疾病。行为学习理论的三大支柱是经典条件反射理论、操作性条件反射理论和观察学习理论。

1. 经典条件反射理论　巴甫洛夫提出的经典条件反射理论早已为人熟知。在心身医学研究中，经典条件反射理论可以帮助人们理解条件刺激（包括各种心理-社会因素）如何影响生理反应。实践证明，条件反射几乎能影响所有脏器的生理功能，这可以解释条件刺激是如何引发脏器功能异常甚至疾病的。相关研究中给人启发最大的是后来被称为免疫抑制的条件反射研究，它打破了当时关于大脑和免疫系统是两个独立系统的观点，也为社会心理因素如何影响免疫系统及增加感染性疾病易感性提供了理论依据。

2. 操作性条件反射理论 操作性条件反射由美国心理学家斯金纳命名，是一种由刺激引起的行为改变。简单地说，如果行为的结果导致奖赏，那么这种行为就会被不断强化并固定下来，而如果行为的结果导致惩罚，那么这种行为就会不断减少并消退。

斯金纳的操作性条件反射理论对于心理学乃至行为医学的意义重大，但与心身医学关系最密切的当属米勒的内脏操作条件反射理论。米勒在他的实验中，采用正强化和负强化的刺激方式，发现与随意运动的操作性条件反射有同样的作用。

依据内脏操作条件反射理论可以认为躯体过程是个体对其环境的行为反应的一部分。从这个角度来看，实际上很多心身相关障碍都可以看作是一种操作性条件反射的作用。

3. 观察学习理论 观察学习理论是社会学习理论的核心内容，社会学习理论由美国心理学家班杜拉提出。班杜拉认为，人的行为特别是复杂行为主要是后天习得。行为的习得既受遗传因素和生理因素的制约，又受后天经验环境的影响。生理因素的影响和后天经验的影响在行为决定上微妙地交织在一起，很难将这两者分开。行为习得有2种不同的过程：一种是通过直接经验获得行为反应模式的过程，即所谓的直接经验的学习；另一种是通过观察示范者的行为而习得行为的过程，即所谓的间接经验的学习。在观察学习中，有3个值得关注的基本过程，即替代过程（vicarious process）、认知过程（cognitive process）和自我调节过程（self-regulatory process）。观察学习理论可以帮助人们理解与躯体疾病相关的一些不良行为是如何形成的。此外，整个社会的文化和价值观也会极大地影响个体行为。

（四）心理应激理论

1. 心理应激的定义与来源　应激是机体受到各种内外环境因素刺激时的适应性反应。心理应激又称心理压力，指来自心理的、社会的、文化的各种事件被大脑皮质接受，在认知、人格特征等因素的作用下，大脑将刺激信号转换为抽象观念，并对其进行加工、处理、储存，再通过神经-内分泌-免疫系统间的相互作用而导致心身相关障碍。心理应激的来源不仅包括过度紧张的工作、恶劣的生活环境、破裂的家庭、矛盾的人际关系、经济问题、健康问题等负性生活事件，甚至包括结婚、晋升、为人父母、乔迁新居等正性生活事件。

2. 应激反应的大脑结构和相关通路　大脑的应激响应系统包括海马、杏仁核、扣带回及前额叶皮质，它们分别介导记忆及视空间信息处理过程的不同方面，随后又通过应激通路调节神经内分泌系统，对中枢及外周系统产生影响。经典的应激作用通路包括蓝斑-交感-肾上腺髓质轴（locus ceruleus - sympathetic -adrenal medulla axis，LC-NE）和下丘脑-垂体-肾上腺轴（hypothalamic-pituitary-adrenal axis，HPA）。前者的激活导致外周肾上腺素、去甲肾上腺素等儿茶酚胺类物质的增多；后者首先由室旁核分泌促肾上腺皮质激素释放激素（corticotropin releasing hormone，CRH），促进腺垂体合成与释放促肾上腺皮质激素（adreno-cortico-tropic-hormone，ACTH）释放，进而引起外周糖皮质激素增多。

3. 心理应激导致心身相关障碍的有关学说

（1）糖皮质激素及其受体相关学说

1）糖皮质激素级联假说：应激激活HPA后，HPA的终端产物糖皮质激素分泌增多，作用于糖皮质激素受体（glucocorticoid receptor，GR），从而影响HPA的功能。过度应激使分布着大量GR的海马等部位神经元数量下降，海马受损使HPA应激反应持久亢进并分泌高水平糖皮质激素。如此循环，即为经典的“糖皮质激素级联假说”（现在也称“神经毒性假说”）。

2）糖/盐皮质激素受体失衡学说：糖皮质激素通过GR和盐皮质激素受体（mineralocorticoid receptor，MR）发挥作用，而前者是后者的10倍。MR主要分布在海马，而GR在整个大脑都有分布。通常情况下，高亲和力的MR受体被占据时GR空闲，当糖皮质激素水平增高时，大量的GR则被激活。GR主要参与记忆的巩固，MR则介导对于应激的最初响应，还参与不同学习策略的应用，而且在空间记忆的快速形成过程中起关键作用。GR和MR的失衡会使应激后的脑功能障碍更加明显。

（2）内稳态失衡：生物系统通过神经、体液、免疫等内在调节机制使内环境保持相对稳定，使之不随外部环境的改变而发生变化，此即内稳态机制。当应激源作用于机体，机体的内稳态被打破，神经递质、营养因子、能量代谢、氧化应激、神经可塑性、端粒长度等多种物质或机制发生改变，进而表现为机体外在的损伤。

（五）心身相关障碍的心理生理学说

1. 心身相关障碍心理生理学说及相关影像学证据 经典的情绪生理机制研究认为，人们的情绪体验来源于机体的外周生理反应，但也有学者认为，真正决定情绪性质的部位是中枢脑区。以往的神经功能成像研究显示，在体验不同情绪期间，皮质与皮质下脑区往往伴有特异性激活或失活，提示不同性质的情绪感受可能具有特定的中枢回路。心身相关障碍的发生与情绪调节异常密切相关，因而推测可能存在相应的神经结构或功能异常。

神经影像学的研究结果为这种推测提供了大量佐证，例如：以疼痛或不适感为主诉的心身相关障碍患者的前扣带回皮质（包括背外侧前额叶在内的脑岛）的灰质密度明显降低；以疲劳为主要症状的患者的灰质体积显著减小；以运动或感觉功能减退或丧失为主诉的心身相关障碍患者出现左侧颞叶、顶叶、前额叶背外侧活动减弱，以及前额叶、纹状体部位活动增强。

神经影像及解剖学的其他研究显示，应激可引起神经系统损害。创伤后应激障碍与海马体积减小相关，强迫症和社交焦虑症与背侧纹状体萎缩相关。很多研究还发现躯体形式障碍患者存在自主神经功能损害，出现感觉阈值下降和感觉敏感性增强，从而产生各种各样的感觉异常。

上述研究结果提示心身相关障碍与神经系统结构及功能异常之间存在联系，为深入理解其病理生理机制提供了有力证据。

2. 心身相关障碍心理生理机制的整合模型　近年来，随着情绪电生理学和认知神经科学的发展，许多研究者从外周与中枢神经系统相互作用的角度提出一些解释情绪生理机制的整合模型。例如，基于情绪与情绪感受相互独立假设提出情绪环路模型，该模型强调由外周到中枢自下而上的加工方式，认为情绪是由特定对象或情景触发的躯体反应和中枢活动变化的集合。而基于中枢自主网络（central autonomic network，CAN）提出的神经内脏整合模型，则是采取由中枢到外周自上而下的加工模式，可以假设人类复杂情绪反应的神经基础主要依赖CAN，继而调控适应性的内脏活动、神经内分泌活动及行为反应。

三、中医学的心身相关理论及情志致病机制

中医学对人的心身关系有着颇多阐述，可为心身相关障碍的防治和研究提供理论支撑和临床借鉴。

（一）形神一元论

1. 脏腑与形神关系 在五脏中，肾为先天之本，脾胃为后天之本，肝主疏泄，肺主治节。心的“角色”很特殊，《灵枢·邪客》云：“心者，五脏六腑之大主也。”人的生理活动和心理活动在“心”整合，从而使人的生命活动表现出形神的高度有序，即“形神合一”。

2. 气血是神志活动的主要物质基础 精神心理活动的产生依靠精、气、血、津液作为物质基础，其中尤为重要的是气和血。

3. 形神合一、心为主导 历来中医学把脑的功能概括在“心”之中。身与心两大功能都为“心”所统摄，从而使个体表现出“形神相即”“形神合一”。

（二）体质个性说和体质与气质说

中医学认为，影响体质的因素主要有先天禀赋之强弱、年龄、性别、生活环境、饮食、养摄行为及疾病等，构成体质特征的要素主要有体形、脏腑状态，还有精、气、血、津液的多少及脏腑气血的功能盛衰等。气质是指个体出生后，伴随着躯体发育、生理成熟逐渐发展起来的心理特性。影响气质的因素主要有禀气偏颇、教化作用和社会角色塑造。构成气质的要素大致有4类，即习性、内向与外向、情感倾向及行为特征。传统意义上可将气质分为“太阳”“少阳”“太阴”“少阴”“阴阳和平”五大类。

（三）心身关系层次论

1. 元神、欲神及识神说　从传统观点来看，“元神”来自先天，为生命的主宰；“识神”指轮回学说中承受因果报应的精神实体；“欲神”包括各种内藏的欲求冲动。

2. 对元神、欲神、识神的现代认识　“元神”是古代医贤对大脑皮质下调控内脏活动的生命中枢功能的一种粗略的把握。“识神”可近似地看作是大脑皮质神经电化学活动所产生的高级精神心理活动。“欲神”可泛指人源于个体生物本能的一类欲求冲动及相应的行为。

3. 中医心身关系层次论　欲神层次的心身关系中，躯体因素常起着原因性、决定性的作用。元神层次的心身关系中，元神主要通过自主神经系统和内分泌系统等对内脏功能进行调控。识神层次的心身关系是最高层次，它不仅调节情绪反应，还支配肌肉和运动器官。

（四）疏泄与相火——中医本能说

1. “相火”“疏泄”与本能　与食、色、性相关的情欲冲动正是人的本能。朱丹溪借用《内经》中的术语——相火，来表征这种冲动。与此同时，朱丹溪提出：“主闭藏者，肾也；司疏泄者，肝也。”此论述确立了著名的肝主疏泄理论，形成中医学的“本能说”。

2. 对本能的防范约束机制　朱丹溪认为，应对本能做出约束，可以防止相火妄动、欲神偏旺。

3. 对中医本能说的现代解释　朱丹溪所说的“相火”，似乎与近代西方注重精神动力学的弗洛伊德理论中的“原我”有所类同，均指源自本能的、寻求欲望满足的内在动力，或曰“欲神”。

（五）七情内伤：中医学心理致病说

中医学家素来重视心理与躯体（神与形）之间在健康和疾病过程中的相互关系，这种重视将焦点集中在情志上。所谓情志，可近似对应地理解为现代所说的情感、情绪。七情内伤理论成为概括中医学对情志病病因、病理认识的核心。

情志的良劣常异维系着健康与疾病。情志反应太过强烈或者劣性心境持续过久可干扰脏腑气血功能，导致躯体疾病。情志异常所导致的躯体或脏腑病变常自内而发，故多为内伤。在致病过程中，情志或为诱因，或为直接原因，也可影响疾病的发生、发展及转归。很多因素都可以诱发情志异常，包括社会动荡、剧烈变迁、个人境遇骤变、生活中的意外事件、人际关系不协调、欲求不遂、愚昧、疑惑等。

情志之所以致病，是因为它能伤及脏腑气血。《素问·天元纪大论》云："人有五脏化五气，以生喜怒思忧恐。"反之，异常的情志波动每每累及脏腑，均可使其功能太过或不及。同样，异常的情志活动易耗气伤血，如过喜可使心气心血涣散，过度忧愁暗耗肺气等等。此外，情志异常也会干扰气机的运行。《素问·举痛论》分析了不同的情志异常对气机的影响，所云："百病生于气也，怒则气上，喜则气缓，悲则气消，恐则气下，惊则气乱，思则气结。"情志异常在其他各种精神病理的发生发展中常起着非常重要的作用。因此，临床上对于情绪障碍必须采取积极措施加以纠治。

第5节　展　　望

20世纪初以弗洛伊德为首的精神分析学派在论述癔症的转换症状时非常强调心理因素对躯体功能的影响，这是现代心身医学的开端。半个世纪后，许多国家建立了心身医学会，召开各级学术会议并进行心身医学研究和学术交流。心身医学已成为部分国家高等医学院校的必修课程，并作为医护人员进修和继续教育的主要内容。我国越来越多的学者在20世纪80年代初意识到疾病谱的改变，开始投身于心身相关障碍的研究，主要研究内容涉及以下4个方面：①初步调查各类心身相关障碍在城乡居民中的患病率及其在综合医院中的发生状况。②开展心身相关障碍的病因及机制研究，一方面从神经内分泌、神经免疫、神经生理等方面寻找分子生物学基础；另一方面研究人体对不良心理、社会因素的应激及其与心身相关障碍的关系。目前认为，任何单一或多因素型层面的病因学难以解释心身相关障碍的病因，必须采取多层次、多因素、多系统非直线型模式进行探索。③围绕临床上部分常见的心身相关障碍进行重点研究，如高血压、消化性溃疡、糖尿病、甲状腺功能亢进等。④对心身相关障碍的防治进行了有益的探索，如抗精神病药、抗抑郁药，以及精神支持疗法、行为疗法、生物反馈疗法、自我训练等。

随着医学科技的进步及系统论、控制论、信息论等的发展，为心身医学提供了更多的依据和条件，使心身相关障碍的研究和实践有了更为广阔的天地。从发展的角度看，今后应着眼于以下7个方面：①在医学教育和临床工作的继续教育中应重视心身医学的专业教育和培训工作，提升临床医务人员尤其是综合医院医务人员对心身相关障碍的认识；②继续开展流行病学调查和群体研究，提高对心身相关障碍的整体认识，积极寻找心理社会危险因素及危害行为方式，以便有的放矢地制订防治策略；③从生物学和心理社会学角度进一步探讨心身相关障碍的内在机制和外在影响，尤其是加强对“中介机制”的研究；④结合对心身相关障碍预防机制的研究，初步构建系统的、操作性强的防治措施；⑤发展新一代阻断或调节中介环节的精神药物，并科学地评估其疗效；⑥加强不良行为、认知方式等因素对心身相关障碍发生机制等方面的研究；⑦客观真实地评估具体或综合治疗方案的效果，探寻最佳方案。

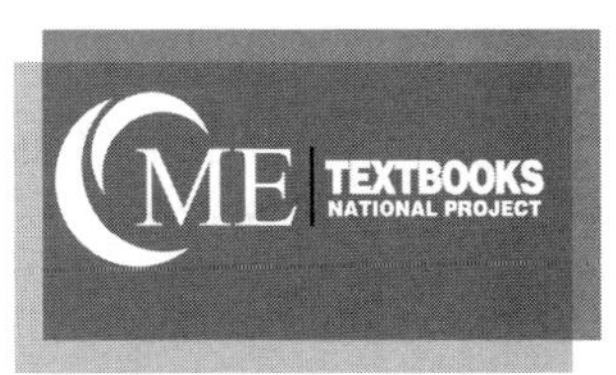

心身相关障碍的评估与诊断

周　波　姜荣环　况　利　季建林
沈鑫华　谢　健　阮列敏　邵宏元
张桂青　李　勇　周世昱　谌红献
常　翼　沈仲夏　钟　华

第2章

第1节　概　　述

一、心身相关障碍评估的主要特点

心身相关障碍的评估是一种建立在具有全面系统评估能力基础之上的专科评估，既强调详细评估躯体症状发生和演变的情况（即所谓“身”），又强调评估与躯体症状相关的情绪变化情况（即所谓“心”），还需要了解患者的成长环境、人际关系、性格特点等方面，在评估过程中同时要观察患者的面部表情、语音、语速、着装、态度及姿势。心身相关障碍的评估要求医师从生物、心理、社会等多角度了解患者，是“生物-心理-社会”医学模式的具体体现，同时也给医师提出了更高的要求，不仅要求医师具备一定的内科学、神经病学、精神病学等相关学科的专业知识，而且要求其具备一定的心理学、人文科学、社会科学等方面的修养，还要有良好的沟通和交流能力。

心身相关障碍的评估主要从以下6个方面进行：①有无器质性疾病的评估；②情绪障碍严重程度和自杀风险的评估；③社会心理因素的评估；④个性特征的评估；⑤认知功能的评估；⑥社会功能和自知力的评估。

二、一般精神状况检查

精神状况检查是进行心身相关障碍及临床诊断最基础、最重要的手段之一。精神状况检查是通过观察和交谈来检查患者精神状态的一种方法。通过观察可以了解患者的一般情况、动作行为、情感反应等，也可以发现患者有无错觉、幻觉、妄想等精神病性症状；通过面谈可以了解患者的知觉、言语、思维、智力、定向力及自知力等。

心身相关障碍发生、发展及转归受心理、社会、生物等多种因素的影响，因此，针对心身相关障碍的精神状况检查，与临床其他各科室以躯体疾病为主的检查方式有所不同，对合作患者心身状况检查的主要内容：①一般状况，包括意识水平、定向力、对环境的注意程度、与他人主动或被动的接触情况、合作程度、服饰、面部表情及姿势、自发的语音及行为。②感知障碍，包括错觉、幻觉类型、幻觉内容、幻觉频率、感知综合障碍类型、感知综合障碍出现频率。③思维障碍，包括思维障碍类型、思维障碍内容、原发性或继发性思维障碍、有无强迫观念、是否伴随强迫行为。④注意力。⑤记忆力，包括即刻记忆、近期记忆、远期记忆。⑥智能，包括常识、判断、抽象思维、计算能力、智力量表测定。⑦自知力，如患者是否认为自己真的患病，患者认为自己的疾病是躯体方面还是精神方面，患者认为自己是否有必要接受治疗。⑧情绪障碍，包括情绪障碍的性质和情绪变化的协调性。⑨意志及动作行为，如患者是否存在意志异常及其类型，患者是否存在动作异常及其类型，患者的行为是否存在异常及其类型，患者有无攻击他人、自杀、自伤等行为。

三、器质性精神障碍的评估和检查

器质性精神障碍指各种脑器质性精神病及脑外各种躯体疾病（如全身性感染、中毒、内分泌障碍、营养和代谢障碍、结缔组织病，以及心、肺、肝、肾功能不全等）所致精神障碍。

（一）精神症状评估

除一般精神状况检查外，还应着重评估以下4个方面。

1. 意识障碍　器质性精神障碍患者多有意识障碍，根据患者对外界刺激反应的程度，可分为嗜睡、昏睡、昏迷等类型，而意识障碍的有无多从定向力、注意力的检查来判断。定向力包括时间定向力、地点定向力、人物定向力及自我定向力。需要特别说明的是，对于一些长年住院或患有脑器质性疾病的患者来说，将年、月、日判断错误是有可能的，但如果患者将一天中的时间判断错误，如将上午与下午颠倒、白天与夜晚颠倒，则更可能提示患者有定向力障碍。器质性精神障碍患者在注意力方面的障碍可表现为多种形式，如注意减低、注意被动、注意固定、注意涣散，医师除观察患者在谈话时的表现外，还可给予患者听觉、视觉、触觉上的刺激以判断患者注意力是否集中、有无注意转移困难、有无失注意等。

2. 记忆障碍　记忆障碍主要包括记忆减退、遗忘症、记忆错误，常见于器质性精神障碍患者中。在精神检查中，医师可以通过关联词组法、韦氏智能测验中的数字识记法或临床记忆量表来判断患者有无记忆障碍。需要注意的是，患者的记忆力受当时的意识状态、注意力、情绪等多种因素的影响。当发现患者有记忆障碍时，需要进一步查明其记忆障碍的发生时间、进展情况及其与器质性变化（如颅脑外伤）的关系。

3. 智能障碍 大多数器质性精神障碍都伴有智能障碍，而智能障碍的程度又因器质性病变所发生的部位、性质等的不同而表现各异。大部分器质性精神障碍患者会出现计算力不良、理解和判断困难、抽象思维能力减退等现象。

4. 人格改变 人格改变可以单独存在，也可为痴呆症状的一部分。人格改变的临床表现颇不一致：有的患者表现为欣快、诙谐，言语动作较多，但往往很不适合当时的情境；有的患者表现为淡漠少动，对外界活动缺乏兴趣；还有的患者易激惹，可突然激动或暴发冲动行为，通常有明显的社会适应障碍。

（二）器质性病因评估

在确定已有器质性精神障碍的基础上，需对患者进一步评估器质性病因情况。若考虑患者为脑器质性疾病所致精神障碍，除神经系统体格检查外，还可以通过精神检查确定患者大脑功能受损程度，包括患者的记忆力、智力等受损情况。另外，需进一步通过脑电图、放射学检查（颅脑CT、MRI等）、生化检查等对大脑的器质性病变程度进行评估。

躯体疾病所致精神障碍是指内脏、内分泌、代谢、营养、血液等疾病过程中所表现出的精神障碍，一般发病较急，急性期精神症状多见意识障碍。若考虑为躯体感染所致精神障碍，应重点询问患者的体温变化情况，积极评估患者的饮食、营养、大小便，积极检查患者有无酸碱失衡、电解质紊乱等影响脑功能活动的因素。若患者精神障碍为内脏器官疾病所致，需着重评估其重要内脏器官（如心、肺、肝、肾等）病变影响机体循环和代谢障碍、水和电解质紊乱及酸碱失衡等生理功能的情况。另外，需根据患者原发性疾病不同，针对性地收集患者的主观、客观资料。通过观察、体格检查、患者主诉、家属提供病史、翻阅病历和检验报告等方式着重评估疾病损害中枢神经系统而引发精神障碍的相关体征及病理生理改变。

四、抑郁障碍、惊恐发作、神经症的简易定式精神检查

对抑郁发作、惊恐发作及神经症的定式精神检查可以《美国精神障碍诊断与统计手册（第4版）》中“轴I障碍定式临床检查患者版”为蓝本进行评估。该检查表格为3栏结构，左边栏为检查者问话，中间栏为问题相对应的诊断标准，右边栏为对应标准的评分（“？”代表“资料不足”，1分代表“无或否”，2分代表“阈下”，3分代表“阈上或是”）。根据具体评分对患者进行相应跳转和精神检查。另外，还可运用焦虑、抑郁及躯体症状的相关评估量表对患者进行评估，如9项患者健康问卷（patient health questionnaire-9 items，PHQ-9）、7项广泛性焦虑障碍量表（generalized anxiety disorder-7，GAD-7）等。

五、患者心理痛苦评估

心理痛苦（distress）是指由各种因素导致的不愉快的情绪体验，包括心理（认知、行为及情绪）、社会和（或）精神体验等方面。正确识别患者的心理痛苦是医务人员能否给予患者恰当处理的基础。在临床实践中，由于时间限制，患者通常不会与医务人员讨论心理痛苦的问题，而筛查工具能够较好地帮助医务人员有效识别患者的心理痛苦并尽早处理。心理痛苦管理筛查工

具（distress management screening measure，DMSM）被推荐用于患者的心理痛苦程度及相关因素的筛查，其内容包括2部分：①心理痛苦温度计，医师指导患者将近1周以来亲身经历的痛苦水平用相应的数据标记，从0（无痛苦）到10（极度痛苦）共11个等级。1～3分为轻度痛苦；4～6分为中度痛苦；7～9分为重度痛苦；10分为极度痛苦。②心理痛苦相关因素调查表，包括实际问题、交往问题、情绪问题、身体问题及宗教和信仰问题5个方面。

六、自杀风险评估

美国国立精神卫生研究所自杀预防中心将自杀分为4类：①自杀意念，指有寻死的愿望，但没有采取任何实际行为。②自杀未遂，指有意毁灭自体的行为，但并未导致死亡，即决心自杀但未成功，有时也包括那些并不想结束自己生命但有自杀表现的行为。为了确切概括后一类自杀未遂，Mongan于1979年提出“蓄意自损”的名称。后来的学者Stanley和Brodsky（2005年）认为蓄意自损可分为2种，一种是意向性自毁行为，但至少有部分想死的念头，包括自杀姿态；另一种为没有任何自杀意向的蓄意自毁行为。③自杀死亡，指采取有意的自我毁灭行为，并导致死亡。④自杀计划，指为实施自杀行为已经考虑或制定具体计划（如考虑自杀的地点、方式、日期、时间或着装，以及安排后事或写好遗嘱等），但没有付诸行动。

自杀是我国全人群前十位死亡原因之一，是15～34岁年轻人前三位死亡原因之一。一个人的自杀死亡至少会给六七个家人和朋友带来深刻的痛苦体验以及社会交往和职业功能方面的不良影响，这种痛苦和负面影响往往持续很多年甚至后半生。据估计，自杀未遂的人数至少是自杀死亡人数的10～20倍，有不同程度自杀倾向的人数则更多。因此，自杀是严重的公共卫生、精神卫生及社会问题。

（一）危险因素

越来越多的研究发现自杀行为并非单一因素所致，而是多因素综合作用的结果。个体具备的危险因素越多，其出现自杀行为的危险性就越高。其中，自杀行为与精神障碍、躯体疾病密切相关。在我国的自杀死亡者中，约63%在采取自杀行为时符合精神障碍的诊断标准，而在自杀未遂者中约40%。与自杀、自伤行为有关的精神障碍有抑郁障碍、精神分裂症、物质滥用或依赖、人格障碍、焦虑障碍等。躯体疾病会使个体自杀的发生率增加。国内研究发现，53%的自杀死亡者和48%的自杀未遂者曾有躯体疾病问题。其余的自杀危险因素还包括人际关系问题、亲人离世或丧失、学习与工作问题、经济问题、法律事件、年龄、性别、婚姻、职业、受教育程度、自然人文社会环境因素、自杀行为的模仿或传染性、自杀未遂既往史、亲友或熟人的自杀行为、自杀工具的方便易得等。

（二）临床评估

1. 病史和临床检查　临床评估需要从患者的主诉、现病史、既往史、家族史及个人史5个方面分别评估其自杀相关经历和其他急症病症。评估现病史时应注意以下3个方面。

（1）详细收集自杀的诱发因素：收集与此次自杀危险有关的急慢性负性生活事件的发生发展情况，以及这些因素与出现自杀危险行为的时间关系。

（2）关注患者目前的自杀言行：①此次病程中患者在什么情况下出现自杀想法或行为；②患者对当时所处情境的看法，对自我、世界和未来的看法，对生命、死亡和自杀的看法；③患者想死的理由和生存的理由；④患者自杀想法持续存在的时间、出现的频率；⑤患者有无具体的自杀计划，计划使用自杀工具的准备程度、实际致死性，患者对自杀方式致死性的主观看法，患者获取自杀工具或接近自杀场所的难易程度、时间安排，患者有无遗言、遗嘱或后事安排等情况；⑥患者有无自杀、自伤行为，这些行为出现的时间、次数及其造成躯体伤害的严重程度；⑦患者绝望、无助或痛苦的程度；⑧患者近期实施自杀行为的可能性。

（3）详细了解患者目前主要的精神症状：如抑郁、幻觉、妄想、焦虑、激越、冲动特征，以及酒精或物质使用情况等。除此之外，还要了解患者的躯体症状、睡眠和饮食情况、既往史、家族史、个人史及伤害他人的倾向等。

2. 量表测量 为了便于快速识别自杀、自伤患者，可以采用敏感性好的筛查量表迅速对个体的自杀自伤危险性进行筛查。筛查自杀危险时可采用Beck自杀意念量表中文版（BSI-CV）。该量表共19个条目，前5项是筛查条目，后14项可深入评估自杀意念的严重程度；评估的时间范围可以是最近一周，也可以是最严重时的状况。

第2节 心身相关障碍的病史采集与沟通技巧

一、病史采集

病史采集主要关注患者的心理社会因素、既往史、病因或诱因、人格特征、家族史等。

（一）病史采集前的准备

1. 环境要求　心身医学的问诊会涉及患者的隐私问题，因此，应保持周围环境安静，使患者不受打扰，没有陌生人在场。即便有家属在场，当问到某些敏感问题时，往往需要征求患者的意见，应考虑是否让家属回避。如果没有找到合适的场所，当问及患者隐私时，要小声询问，并观察患者有无难言之隐，若有，需要继续询问患者是否想另找时间或场所。总之，让患者感受到医师尊重其隐私权，可为建立良好的医患关系打好基础。

2. 明确病史提供者　正确的心身相关障碍诊断取决于详细的病史采集和充分的精神检查。病史主要来源于患者、家属及知情者。实际上可能存在患者难以提供全面、准确病史的情况，主要原因有以下4点：①患者隐瞒事实；②患者紧张、拘束，遗漏或遗忘了重要的生活事件；③患者对疾病有片面的认识；④患者不合作或缄默不语。因此，向亲属（包括配偶、父母、子女及兄弟姐妹）和知情者（包括与之共同学习和工作的同学、同事、领导，或者与之关系密切的朋友、邻里，或者既往曾为之诊疗过的医务人员）了解情况往往很有必要。

一般情况下，除非患者的病情很严重，自己不能正确讲述病史，医师应尽可能让患者自己提供病史。对于本人不能提供病史者，应先向其法定监护人了解病史，如果法定监护人（如父母）不了解患者（如长期在外读书的学生）的病史，可以先向有关知情人（如班主任老师）了解病史。

综上，病史提供者的顺序应依次为患者、法定监护人（配偶、父母、成年子女）。当监护人对病情了解不深入时，需要向其他知情人（如患者的朋友、同学、领导等）了解情况。

3. 医师的自我介绍与病史采集的规则交代　对初次接触的患者，医师有必要做一次简单的自我介绍，如自己的姓氏、工作经验或工作内容、本次问诊的目的等。之后要向患者交代病史采集的规则，例如："本次问诊可能会涉及你的一些隐私问题，这对全面了解和评估你的疾病有帮助。我们完全尊重你的意愿，你愿意说就说，愿意说多少就说多少，不愿意也没有关系。同时我们承诺，对你所说的一切都会保密。"这样的规则交代和保密承诺对建立良好的医患关系至关重要，尽管问诊时患者仍有可能不暴露隐私，但可为以后病史采集中得到患者的积极配合打下良好基础。

（二）病史采集时的注意事项

病史采集时需要注意以下事项：①问诊时不要因过分强调情绪和精神因素而忽视患者的躯体症状。更多地关注患者的躯体症状有助于建立良好的医患关系，增加患者的信任感。②心身医学的病史采集除患者的一系列躯体、情绪症状外，还应询问患者的出生和成长环境、学业和工作状态、生活事件、人际关系、个性特点等，这些因素往往与心身相关障碍的发病有关。③病史采集方式除口头询问外，还可以收集患者发病前后的相关书写材料（如信件、作品等），这些往往会反映患者的个性心理特征、思维方面的异常及情感体验等。④采集老年人的病史更应该注意老年人有无器质性疾病的可能，如意识障碍、人格改变、智能障碍等。⑤要注意精神科知识与其他科知识的交叉，避免因知识不足导致误诊。⑥患者在叙述病史的过程中往往存在不断加工和整理片段化记忆的情况，因此，有可能不同医师或不同时间段询问到的内容不一致，由此来看，反复询问或核实病史是有必要的。

（三）病史采集的主要内容

对于现病史的采集，往往以一般性的开放式提问作为开始，例如，可询问患者："请问您哪里不舒服？"或者询问："请问您这次来是希望我们帮助您解决什么问题？"患者会跟随医师的问题叙述自己的病情。依据心身医学的多年经验，在考虑患者诊断为情绪障碍的情况下，如果患者以躯体症状为主诉，首先应聚焦其躯体症状的问诊，问诊常涉及以下5方面内容。

1. 询问躯体症状　如果患者以躯体症状为主诉，首先应聚焦其主要症状所涉及的系统来问诊，再扩展到身体其他系统。心身医学科患者的主诉往往较多，甚至从头到脚都有问题。例如，一个主诉“胃痛、胃胀”的患者，除了询问其胃痛和胃胀的程度、持续时间、病程、伴随症状、诱因、加重和缓解的因素、治疗经过及疗效之外，还应询问：“您还有哪些地方不舒服？”当患者回答完毕后，应继续询问：“您还有哪些地方不舒服？”直至患者回答：“就这么多了。”此时医师还需要根据临床经验对患者所描述的部分重要症状仔细甄别，以做好鉴别诊断。

2. 询问睡眠情况　心身医学科的患者常以睡眠问题为主诉，睡眠障碍的形式对诊断有一定的意义。例如，早醒常提示与抑郁相关，当患者有睡眠问题时，医师往往需要做出如下问诊：①“您是否有入睡困难？一般需要多长时间才能入睡？”②“您有无早醒的情况？一般提早多久醒来？”③“您是否睡眠浅，中途容易被惊醒？睡眠中惊醒几次？”④“您是否经常做噩梦？”⑤“您在睡眠中有无打鼾？打鼾时是否有呼吸暂停？”（此项问题也可询问家属）⑥“您是否晚上睡眠不好？白天精神状态怎样？有无疲乏、头晕、脑胀的现象？”⑦“若晚上睡眠不好，您白天的情绪怎样？有无烦躁、易怒？”⑧“这种睡眠状态对您的生活、工作或学习有多大的影响？”

3. 询问情绪状态　当完成躯体症状和睡眠情况的询问后，应开始询问患者的情绪状态。注意不可贸然地过早询问患者的情绪，因为患者比较反感医师将症状归咎于情绪因素。

（1）针对焦虑情绪经常询问的4个问题

1）“您是否经常烦躁，或者遇到一点小事就发怒？”如果患者回答“是”，继续询问：“您在什么情况下会烦躁或发怒？”

2）“您是否经常感到担心或紧张？”如果患者回答“是”，继续询问：“哪种情况容易让您担心或紧张？您常常担心或紧张什么？”

3）“您是否是一个总把事情往坏处想的人？”

4）“您是否一阵一阵感到心慌、胸闷、气紧，但又查不出原因？”

（2）针对抑郁情绪经常询问的4个问题

1）“您是否经常难以高兴起来，总是感到闷闷不乐或无精打采？这种情况会持续多久？”

2）“您是否对以前感兴趣的事情变得兴趣减退甚至失去兴趣？”

3）“您是否经常感到伤感或想哭？”

4）“您是否反复想到生活没有意思，或者活着没有意思，甚至想到死？如果想到死，您想过用什么方式去死吗？您有没有尝试过或准备过这种方式？”

当患者叙述自身有情绪问题时，一定要询问其情绪问题与躯体症状的关系：首先是时间顺序，情绪问题出现在躯体症状之前还是之后；其次是躯体症状和情绪症状如何交互影响。这些问题对做出正确诊断有一定的意义。

4. 询问精神病性症状和物质滥用情况 即使患者以躯体症状或情绪症状为主诉来就诊，仍然要对患者进行详尽的精神检查。在询问过程中应注意观察患者的知、情、意是否协调，对常见的精神病性症状（如幻觉、妄想等）进行检查。例如，可以询问患者：“您一个人时，有没有听见有人说话？”“您有没有感觉到周围有人在背后议论自己？特别是那些不认识的人？”“有没有人想害您？”若考虑患者有抑郁障碍，要对患者进行有无轻躁狂的询问，如：“您有没有一段时间没有明确原因地觉得精力特别充沛，睡眠少但精力也很好？”“您有没有一段时间脑子特别灵活、能力变强、活动增多、心情特别愉快、自信心爆棚？”。此外，还需要询问患者有无酒精有害使用或吸毒。

5. 询问成长经历和生活环境　心身医学强调不仅要关注患者“得了什么病”，更要关注“是什么人得了病”，重点要落在“人”上，这就需要了解这个人的出生和成长环境、学业和工作状态、生活事件、人际关系、人格特点等。例如，可询问患者出生在城市还是农村，兄弟姐妹有几个、排行第几，家庭经济状况如何，父母的工作性质及各自性格特点如何，与父母相处是否和谐，自小由谁抚养，成长是否顺利，有无重大生活事件，学习成绩如何，人际关系（包括与父母、同学、同事、朋友之间的关系，以及夫妻、婆媳之间的关系等）如何，性格特点如何，当遇到不开心的事情时常用的应对方式有哪些，等等。如果患者有工作，需询问其工作性质和强度、自身感受到的压力，以及家族两系三代有无类似疾病或精神疾病的患者等。注意在询问这些信息之前一定要告诉患者，为了更好地找到疾病原因，医师需要了解患者的整个成长经历、生活环境、生活中的重大事件及其性格特点等，而且要努力得到患者的理解和配合，否则患者会感觉医师询问这些问题很奇怪，有可能不配合。

二、沟通技巧

心身相关障碍患者常因患病而致使其个性、情绪及行为被扭曲或使其潜在的心理弱点突出并强烈地表现出来，患者往往以自我为中心，同时带有明显的负性情绪反应，如焦虑、自我良好感的丧失、悲伤、恐惧、易激惹及愤怒。除此之外，患者求医心切，对医师的期望值较高，不希望疗效不好，同时希望医疗费用不能太高，而且希望医师能尊重他们的人格、隐私，能有耐心解释病情的良好态度，因此，建立良好的医患关系是治疗的前提。前文在“病史采集”中已介绍了部分沟通技巧，在本部分内容中将进行更全面、系统的阐述。

（一）临床沟通技巧的主要内容

1. 沟通过程

（1）沟通的3个阶段

1）开始阶段：包括打招呼和自我介绍。努力营造一个轻松、和谐的会谈气氛，使患者有被尊重的感觉后再切入主题，了解患者就诊的目的和需求。

2）中间阶段：主要是资料的搜集，包括病史等主观资料、理化检查等客观资料及患者的心理和社会因素等情况，这些是会谈的重要部分。资料搜集的质量将直接影响医师诊断及处理的正确性。

3）结束阶段：包括与患者讨论病情、提出治疗方法、给予具体意见等。此阶段为了强化主要内容而避免患者遗忘，可以在接诊的最后阶段做一个简单的小结。

（2）沟通的具体过程

1）问候：医师主动向患者打招呼，为患者的久候表示歉意，进行自我介绍，询问患者的称谓，问明患者的就诊目的及上次就诊情况等。

2）患者就座：依据患者的病情安排患者体位，使其舒适就座或平躺，尽量使患者放松、注意力集中。

3）建立和谐的关系：克服语言、文化及社会地位的交流障碍，对患者表现出诚恳、尊敬、同情、热心、信任及无偏见。

4）询问病情：鼓励、启发患者如实、仔细地叙述病史，要耐心倾听，不要随意打断患者的陈述，避免暗示，避免提问过于复杂。

5）医师情感表达：鼓励、支持、安慰患者，体谅患者疾苦。

6）非语言交流：医师应注意姿态良好、态度端正、表情自然，避免给患者留下不良印象。

7）讨论方法：允许患者充分表述，引导患者清楚表述重要的问题，小心处理敏感话题，不时强调重要线索和关键问题。

8）讨论相关问题：讨论患者的工作、社会活动、业余爱好、性生活等。

9）生活情况：了解患者的主要生活经历、人格特点、家庭情况、人际关系、不幸遭遇等。

10）患者教育：向患者说明诊断，向其提供健康咨询及疾病预防措施等。

11）阐明治疗措施：对处方进行解释，向患者讲明治疗的适应性和不良反应。

12）建立长期联系：如病情需要，嘱患者复诊并坚持随访。

13）总结：简明扼要地对本次诊疗过程进行总结，征求患者意见，对患者的信任与合作表示感谢。

14）反馈：对所诊治的患者进行登记并随访，了解治疗效果。

2. 言语沟通技巧　语言是交流的工具，是建立良好医患关系的重要载体，医务人员必须善于运用语言艺术，与患者达到有效沟通，使患者能积极配合治疗、早日康复。医务人员一定要重视语言在临床工作中的意义，不但要善于使用美好的语言，避免使用伤害性语言，还要讲究与患者进行言语沟通的技巧。

（1）运用得体的称呼语：合适的称呼是建立良好沟通的起点。称呼得体会带给患者良好的第一印象，为以后的交往打下互相尊重、互相信任的基础。医务人员称呼患者时要根据患者的身份、职业、年龄等具体情况因人而异，力求确当。注意避免直呼其名，尤其初次见面时呼名唤姓并不礼貌，还要注意不可使用床号取代其称谓。与患者谈及其配偶或家属时应当用敬称，以示尊重。

（2）充分利用语言的幽默艺术：幽默在人际交往中的作用不可低估。幽默是语言的润滑剂，幽默风趣、妙语连珠能使双方很快熟悉起来。一句能令人笑逐颜开的幽默语言可以使听者心情为之一振，从而增加战胜疾病的信心。幽默也是化解矛盾、解释疑虑的良好手段，但幽默一定要分清场合，不能让人感觉有油滑之感，要内容高雅、态度友善、行为适度、区别对象。

（3）多用称赞的语言：人们在生活中要经常赞美他人。真诚的赞美于人于己都有重要意义，对患者尤为如此，要有悦纳的态度。能否熟练应用赞美艺术是衡量一名医务人员职业素质的标志之一。虽然赞美不是包治百病的灵丹妙药，但却可以对患者产生深刻的影响。患者听到赞美之言后可以消除患病后的自卑心理，重新树立对家庭及社会的价值感。赞美时要注意实事求是、措辞得当，学会用第三者的口吻赞美他人，学会间接地赞美他人。

（4）语言表达简洁明确：医患沟通时注意语言要表达清楚、准确、简洁、条理。避免措辞不当、思维混乱、重点不突出及使用对方不能理解的术语等情况。要充分考虑患者的接受和理解能力，尽量用通俗化的语言表达，避免使用专业术语。

（5）讲究提问的技巧：与患者交往时主要采取“开放式”的谈话形式，适时采用“封闭式”谈话，尽量避免“审问式”提问。“开放式”提问会使患者主动、自由地表达自己的想法，便于医师全面了解患者的思想和情感。“封闭式”提问只允许患者回答“是”或“否”，这便于医务人员对关键信息得出较肯定的答案，有利于疾病的鉴别诊断。交流过程中可根据谈话内容酌情交替使用这2种方式。

（6）使用保护性语言、忌用伤害性语言：在整个医疗过程中医护人员要注意有技巧地使用保护性语言，避免因语言不当引起患者不良的心理刺激。在患者没有心理准备的情况下不宜向患者直接透露不良预后，以减少患者的恐惧心理，可以先与家属沟通。有时为了得到患者的配合，告之预后实属必须，但也应得到家属的同意和配合，需要注意谈话的方式和方法。伤害性语言会带给人伤害性的刺激，从而通过皮质与内脏相关的机制扰乱内脏与躯体的生理平衡。如果这种刺激过强或持续时间过久，则会引起疾病或加重病情。医患沟通时应尽量避免使用伤害性语言，包括直接伤害性语言和消极暗示性语言。

（7）不评价他人的诊断和治疗：每家医院的医疗条件不同，医师的技术水平也有所不同，其对同一疾病的认识亦可能不同，故同一医师对相同疾病的处理方法可能不同，更何况疾病的发展、诊断和治疗是一个复杂的动态过程，因此，医师不要评价他人的诊疗，否则会导致患者的不信任，甚至引发医疗纠纷。

3. 行为举止沟通技巧　行为举止的沟通主要是非言语性沟通，包括面部表情、目光、身体姿势等。在会谈总体方式中，语词占7%，音调占38%，而面部表情和身体动作占55%，后两者都是非言语性沟通方式。在医患交流中，医师如能对非言语性沟通方式准确地理解、认识并运用自如，对促进医患交谈有重要价值。非言语沟通的常用技巧有以下8个方面。

（1）重视第一印象：仪表是人的容貌、体形、神态、姿势、服饰、发型等的综合，在一定程度上反映了一个人的精神面貌，对人的初次交往来说极为重要，即所谓“第一印象”“先入为主”，而且还会影响人们以后的交往。医务人员服饰整洁、态度和蔼、面目慈祥、举止稳重，会使患者感到亲切、可靠。仪表在一定程度上也反映个人的内心境界，能给人深刻的印象。人与人之间的交往都是从彼此的第一印象开始，第一印象导致并调节人们之间进一步的交往形式和内容。

（2）举止端庄：医患接触时，患者首先感受到的是医务人员的举止、风度、语言等外在表现，美好的言谈举止可使患者对医务人员产生尊敬、信任的情感，从而增强战胜疾病的信心，这正是现代医学模式的要求。医务人员要讲究文明礼貌，注重修养，养成良好的行为举止。

（3）目光接触：目光接触是行为举止中最重要的一种信息渠道。眼神既可以表达、传递言语难以表达的情感，也可以显示个性特征并影响他人的行为。对医师来说，一方面要善于发现医患目光接触时所提示的信息，感觉到患者的反馈信息，能予以正确理解；另一方面要善于运用目光接触反作用于患者，使其受到鼓励和支持，以促进医患之间交往及双方的良好关系。目光接触可以使谈话双方的话语同步、思路一致。在临床上，医师和患者交谈时要用短暂的目光接触检验信息是否被患者所接受，从对方的回避视线及瞬间的目光接触等方面判断对方的心理状态。因此，医务人员要理解并能熟练运用目光接触，这是医务人员进行良好医患沟通的基本功。

（4）面部表情：面部表情是人的情绪和情感的生理性外在表露，一般是不随意的，但又受自我意识的调节和控制。面部表情可表现出多种多样的情感变化，如恐惧、痛苦、厌恶、愤怒、安详等。面部表情的变化是医师获得患者病情的重要信息来源，也是医师了解患者内心活动的“镜子”。医师在会谈中不仅要善于识别和解释患者的面部表情，而且要善于控制自己的面部表情。医务人员向患者传达的表情是以职业道德情感为基础的，当然也与自身习惯和表达能力有关。医务人员应当善于通过面部表情与患者沟通，更要细心体察患者的面部表情。常用的、最有用的面部表情是微笑，微笑是“最美好的语言”，是进行良好医患沟通的关键。

（5）身体姿势：身体姿势常能传递个体情绪状态的信息，能反映交谈双方彼此的态度、关系及交谈的愿望，如微微欠身表示谦恭有礼、点头表示打招呼、侧身表示礼让等。在医患交流过程中，医务人员要通过常用的有含义的身体姿势来表达对患者的尊重和同情。医师也应当懂得患者身体姿势所传递的信息，例如，扭头或点头通常表示不愿理睬或同意。在平时的诊疗过程中，医师要注意尽量不摇头摆尾、坐床倚墙、昂头跷腿等，以免引起患者不悦。

（6）距离和方向：人际距离是交往双方之间的距离。有学者将人际距离分为4种：①亲密距离，约0.5 m以内，可感受到对方的呼吸甚至体温；②朋友距离，为0.5 ～ 1.2 m；③社交距离，即相互认识的人之间的距离，为1.2 ～ 3.5 m；④公众距离，即群众集会场合下人与人之间的距离，为3.5 ～ 7.0 m。医患会谈的距离应根据双方关系和具体情况来掌握。医务人员对患者表示安慰、安抚时可适当缩短距离。正常医患之间会谈时双方要有适当的距离（约一个手臂的长度），以避免面对面直视，这样的距离可使医患之间目光自由地接触和分离，而不致尴尬和有压迫感。此外，医患之间因年龄、身份及教育状况的不同，也应有不同的交往距离和方式。

（7）用超语词性提示沟通：言语可以直接沟通信息，而超语词性提示可辅以生动而深刻的含义。超语词性提示是指人们说话时所用的语调、所强调的词、声音的强度、说话的速度、言语的流畅及抑扬顿挫等，这些会起到辅助表达语意的效果。医务人员应留意、判断并重视这些信息在会谈中的意义。不论是语词性沟通还是非语词性沟通，在医患会谈过程中并不是孤立存在，而是相互渗透、相互结合、共同发挥作用。

（8）接触：指身体的接触。据国外心理学家研究，接触的动作有时会产生良好的效果。按中国的文化背景和风俗，医务人员与患者的接触若得当，可收到良好的效果。例如，为呕吐患者轻轻拍背，为动作不便者轻轻翻身并变换体位，搀扶患者下床活动，帮助做完检查的患者整理好衣被，双手握住患者的手，等等，这些都是有益的接触和沟通。

（二）临床沟通技巧的具体实施

1. 良好的倾听技巧 ①患者倾诉自己的苦恼时，医师或咨询人员要认真倾听，可以与患者目光交接，表示理解；患者在哭泣时，准备纸巾适时递上；若患者不愿回答问题或忌讳相关问题时，不要勉为其难，可以向家属进一步了解。②若涉及患者的隐私问题，要注意遵循保密原则。③接触时，必须根据患者的年龄、性别、宗教、文化程度、病情等具体情况采取不同的接触方式，以使交谈更融洽、深入。如对待老年患者，可以边交流边抚摸其手，让患者感到亲切和温暖；对患儿可抚摸其头部，使其潜意识地感受到母爱，从而更亲近医务人员；当患者抑郁或悲伤时，触摸可使其感受到医务人员的同情和关切。但要注意，年轻的医务人员与同龄异性患者交流时，应慎用身体接触，以免引起误解或反感，造成不必要的麻烦。④倾听患者诉说时一定要耐心细致、尊重患者，不要随意打岔，善于运用重复、归纳、澄清的交谈技巧。⑤当与患者交流告一段落时，可以将这次谈话内容进行归纳和总结，复述给患者听，使其感到医务人员在认真听其倾诉，从而增加对医务人员的信任感，这样即使有误会也利于得到澄清和纠正。

2. 巧妙运用心理暗示 注意加强言语暗示，当得知患者头痛时不要询问："您头还疼不疼？"而应该问："您头痛好些了吗？"当患者总是摇头说："我不行了！"应该帮助其树立信心："只要认真配合治疗，您会一天一天好起来的！"交流时注意用语，一名成功的医师会平静坦诚地对患者说："我能治好您！"总之，医患沟通既是一门科学的工作方法，也是一门艺术，如果医务人员在工作中能掌握医患沟通的技巧，就能建立和谐的医患关系，同时也能真正满足患者的身心需求，有效减少医患矛盾。

第3节　心身相关障碍的评估

一、心理评估

心理评估是指依据心理学的理论和方法，使用一定的操作程序，对人的能力、人格、心理健康等心理特征和行为确定出一种量化的评价。心理量表评估工作者研制了各种系统的评估方法，从生理、心理、社会等多方面了解个体或群体的心理卫生状况，为开展心身相关障碍的诊疗工作提供了大量的系统性科学依据，使心身医学的临床实践和科学研究更具科学性。心理量表评估在心身医学中的作用概括起来有以下3个方面。

（一）辅助诊断

通过心理量表评估可以全面了解个体的心身状况，辅助医师对个体做出诊断，制订个体化治疗方案，向患者提出治疗建议。

（二）形成印象

心理评估可以帮助心身医学工作者形成对患者的印象，这种印象正确与否取决于评估时所获得的信息。

（三）验证假说

任何科学研究或临床医学诊断都是不断修正假说、验证假说的过程，心理评估作为其中一种方法也发挥了相应的作用。例如，冠心病与“A型性格”之间的关系就是很好的例子。最初人们只是通过自然观察或其他一些渠道得来的信息，逐渐形成成功型管理人员与冠心病之间具有某种联系的初步假说。后来研究者通过采用全面的心理评估方法做了大量研究，证实“A型性格”与冠心病之间具有肯定的联系。后续的研究进一步表明，只是某几种“A型性格”行为特征（如敌意、攻击性等）与冠心病有密切关系。

二、心身相关障碍评估的注意事项

（一）关注重点内容

对心身相关障碍患者进行评估时需要重点关注的内容有以下8个方面：①症状是否随环境改变而变化；②患者的生活状况及人际关系变化与发病的关系；③症状的慢性化，是否反复发作；④患者是否有不规律的生活方式；⑤患者是否主诉多，症状变幻不定；⑥患者童年时期的神经症习惯，既往史中心身相关障碍及神经症情况；⑦患者是否有不良习惯及爱好，对烟、酒、药物的精神依赖性；⑧患者是否存在一般治疗无效而有难治倾向的情况。

（二）注意心理、社会情况要点

心身相关障碍患者的心理、社会情况主要包括以下内容：①生长发育史，如婴幼儿期、学龄期的情况；②朋友关系；③家族关系；④职业关系；⑤经济状况；⑥婚恋状况；⑦应激源；⑧当前状态。

（三）注重对患者的评价

根据晤谈资料从躯体、心理、社会3个方面对患者做出以往（童年至今）、发病前后及当前状况的评价，并从4个方面（因、时、度、症）对疾病严重程度进行评定（表2-3-1）。临床医师可根据这4个条目的总分给出具体建议：0～4分（轻度）代表患者可以自我调节；5～8分（中度）代表患者需要去心身医学科就诊；≥9分（重度）代表患者需要到心身医学科住院治疗，或者需要接受精神科的治疗。

表2-3-1 心身相关障碍严重程度评定表

条目	评分说明
应激（因）	0=无；1=轻度；2=中度；3=重度
病程（时）	0=1周以内；1=1个月以内；2=3个月以内；3=3个月以上
严重度（度）	0=无影响；1=轻度影响日常生活和工作；2=中度影响日常生活和工作；3=不能正常生活和工作
症状（症）	0=无；1=1～3个症状；2=4～5个症状；3=6个及以上症状

三、常用心理评估量表

在心身医学临床实践中，往往需要对群体或个体的心理和社会现象进行观察，并对观察结果以数量化形式进行评价和解释，这一过程称为评定（rating）。评定并非漫无目的，而需要按照标准化程序来进行，这样的程序便是量表评估（scales），常用的量表有90项症状检核表（symptom check list-90，SCL-90）、汉密尔顿焦虑量表（Hamilton anxiety scale，HAMA）等。

（一）明尼苏达多相人格问卷

明尼苏达多相人格问卷（Minnesota multiphasic personality inventory，MMPI）由明尼苏达大学Hathaway和Mckingley于

1940年根据经验效标法编制而成，其中文版由宋维真教授于1989年修订。MMPI是目前国际上应用最广泛的人格测验，还可用于病理心理研究及协助临床诊断，在精神医学、心身医学、司法鉴定等领域同样有广泛应用。

MMPI适用于年满16岁、具有小学以上文化水平者，共包括566个自我报告形式的题目。如果只用于精神病临床诊断，可做前399题。MMPI包括4个效度量表和10个临床量表。MMPI的评分结果采用T分形式，可在剖析图上标出。如果分量表的T分在70分以上（美国常模）或60分以上（中国常模），提示受测者可能有病理性异常表现或存在某种心理偏离现象。4个效度量表和10个临床量表的主要内容如下。

1. 效度量表

（1）疑问（question）：亦称Q量表，指受测者不能回答的问题，即对问题毫无反应，或者对“是”和“否”都进行了反应的项目总数，或者自称“无回答”的得分。高得分者表示逃避现实，若超过30个题目以上，则测验结果不可靠。

（2）说谎（lie）：亦称L量表，共15个题目，代表受测者过分追求尽善尽美的回答。高得分者总想让他人把自己看得比实际情况更好，这些人对每个人身上都会存在的细小短处都不会承认。L量表原始分＞10分时，不能相信该受测者的测评结果。

（3）诈病（validity）：亦称F量表，共64个题目，多为一些比较古怪或荒唐的内容。分数高表示受测者不认真或理解错误，或者表现出一组互相无关的症状，或者在伪装疾病。如果测验有效，F量表是精神病严重程度的良好指标，其得分越高暗示受测者精神病程度越重。

（4）校正分（correction）：亦称K量表，共30个题目，是对受测者测验态度的一种衡量，其目的有两个：一是为了判断受测者接受测验的态度是否是在隐瞒或者带有防卫性质；二是可根据校正分修正临床量表得分，即在临床量表得分基础上分别加上一定比例的K量表分。

2. 临床量表

（1）疑病量表（hypochondriasis，Hs）：共33个题目，可反映受测者对身体功能的不正常关心。得分高者即使身体无病，也总是觉得身体欠佳，表现出疑病倾向。

（2）抑郁量表（depression，D）：共60个题目，与忧郁、淡漠、悲观、思想和行动缓慢有关，分数太高者可能会自杀。得分高者常被诊断为抑郁症或双相障碍的抑郁发作。

（3）癔病量表（hysteria，Hy）：共60个题目，主要评估受测者用转换反应来对待压力或解决矛盾的倾向。得分高者多表现为依赖、天真、外露、幼稚及自我陶醉，缺乏自知力，往往被诊断为癔症（转换性癔症）。

（4）社会病态量表（psychopathic deviate，Pd）：共50个题目，可反映受测者性格的偏离。高分者往往脱离一般的社会道德规范，蔑视社会习俗，常有复仇攻击观念，并不能从惩罚中吸取教训。在精神障碍患者中，多诊断为人格异常，包括反社会人格和被动攻击性人格。

（5）男子气-女子气量表（masculinity-femininity，Mf）：共60个题目，主要反映性别色彩。得分高的男性多表现敏感、爱美、被动、女性化，他们缺乏对异性的追求。得分高的女性多表现男性化、粗鲁、好攻击、自信、缺乏情感、不敏感。在极端的高分情况下，应考虑受测者有同性恋倾向和同性恋行为。

（6）偏执狂量表（paranoia，Pa）：共40个题目，高分提示受测者有多疑、孤独、烦恼及过分敏感等性格特征。如T分＞70则提示受测者可能存在偏执妄想，尤其是合并F量表和精神分裂量表得分升高者。极端高分者被诊断为精神分裂症偏执型或偏执性精神病。

（7）精神衰弱量表（psychasthenia，Pt）：共48个题目，高分者表现紧张、焦虑、反复思考、强迫思维、恐怖及内疚感，他们经常自责、自罪，感到不如他人和不安。Pt量表与D量表和Hs量表同时升高则是神经症测图。

（8）精神分裂量表（schizophrenia，Sc）：共78个题目，高分者常表现异乎寻常或分裂的生活方式，如不恰当的情感反应、少语、特殊姿势、怪异行为、行为退缩及情感脆弱。极高分数者（T分＞80）可表现妄想、幻觉、人格解体等精神症状及行为异常。

（9）轻躁狂量表（hypomania，Ma）：共46个题目，高得分者常表现联想过多过快、活动过多、观念飘忽、夸大而情绪高昂、情感多变。极高分数者可能表现情绪紊乱、反复无常、行为冲动，也可能出现妄想。Ma量表得分极高（T分＞90）可考虑为轻躁狂或双相障碍的躁狂症。

（10）社会内向量表（social introversion，Si）：共70个题目，高得分者表现内向、胆小、退缩、不善交际、屈服、过分自我控制、紧张、固执及自罪。低得分者表现外向、爱交际、富于表情、好攻击、健谈、冲动、不受拘束、任性、做作及社会关系的不真诚。

（二）艾森克人格问卷

艾森克人格问卷（Eysenck personality questionnaire，EPQ）由英国Eysenck教授根据因素分析法编制而成，最早于1975年出版，其中文版由龚耀先教授于1984年修订。EPQ分为成人和幼年2套问卷，成人问卷用于调查16岁以上成人的个性类型，幼年问卷用于调查7～15岁幼年的个性类型，不同文化程度的受测者均可使用。由于EPQ是自陈量表，可进行个体测验，也可进行团体测验，已是我国临床应用最为广泛的人格测验，但因其条目较少，反映的信息量相对较少，故反映的人格特征类型有限。EPQ共88个项目，采用“是”或“否”回答，由3个人格维度量表和1个效度量表组成。

1. 内外向（extrovision–introvision，E）维度　分数高表示人格外向，可能好交际，渴望刺激和冒险，情感易于冲动；分数低表示人格内向，可能好静，富于内省，除了亲密的朋友之外，对一般人缄默冷淡，不喜欢刺激，喜欢有秩序的生活方式，情绪比较稳定。

2. 神经质（neuroticism，N）维度　该维度反映的是正常行为，并非“神经症”。分数高者常常焦虑、担忧、郁郁寡欢、忧心忡忡，遇到刺激有强烈的情绪反应，以至出现不太理智的行为；分数低者情绪反应缓慢且轻微，很容易恢复平静，他们通常稳重、性情温和、善于自我控制。

3. 精神质（psychoticism，P）维度　并非指精神病，它在所有人身上都存在，只是程度不同。高分者可能孤独，不关心他人，难以适应外部环境，不近人情，感觉迟钝，与他人不友好，喜欢寻衅搅扰，喜欢做奇特的事情，而且不顾危险；低分者能较好地适应环境，态度温和，不粗暴，善从人意。

4. 掩饰（lie，L）量表　主要测查朴实、遵守社会习俗及道德规范等特征。

综上，将E维度和N维度组合，可进一步分为外向稳定（多血质）、外向不稳定（胆汁质）、内向稳定（黏液质）、内向不稳定（抑郁质）4种人格特征。EPQ结果采用T分表示，可根据各维度T分高低判断受测者的人格倾向和特征。

（三）投射测验

投射测验（project test）是指让受测者通过一定的媒介，建立起自己的想象世界，在无拘束的情景中显露出其个性特征的一种个性测试。其中罗夏墨迹测验（Rorschach inkblot test）是非常具有代表性的在国际上广泛应用的人格投射测验。

罗夏墨迹测验由瑞士精神科医师、精神病学家Rorschach于1921年编制，因其利用墨渍图版而被称为墨渍图测验。该测验主要通过观察受测者对标准化墨迹图形的自由反应来评估受测者所投射出的个性特征，测验由10张经过精心制作的墨迹图构成，可以诱导出受测者的生活经验、情感、个性倾向等心声。受测者的反应一般分为自由反应阶段、提问阶段、类比阶段和极限试探阶段4个过程。受测者回答内容、回答部位及决定因素的不同会反映受测者不同的精神心理状态，依此可对疾病预后做出展望。罗夏墨迹测验因采用非文字图形刺激，可适用于不同国家和种族，目前主要用于临床诊断。

（四）韦克斯勒成人智力量表

韦克斯勒成人智力量表（Wechsler adult intelligence scale，WAIS）由美国心理学家Wechsler于1955年编制，是继比内-西蒙智力量表之后国际通用的另一套智力量表，后于1981年、1997年、2008年进行了3次修订。中国修订版韦克斯勒成人智力量表（Wechsler adult intelligence scale revise china，WAIS-RC）由龚耀先教授于1981年修订。WAIS-RC是一个标准化水平较高的测验，应用广泛，但该测验对施测及记分程序都有十分详细的要求，受过专门训练的人员方可施测。WAIS-RC适用于16岁以上人群，分农村和城市2个版本，共11个分测验，其中6个分测验组成言语量表（verbal scale，VS），5个分测验组成操作量表（performance scale，PS），言语量表和操作量表交替进行。根据各分测验的粗分，对照“粗分的等值年龄量表分”可得出各分测验的量表分、言语分、操作分及全量表分。然后根据相应年龄的等值智商表，得出3个智商，即全量表智商、言语智商和操作智商。对受测者进行智力诊断时，不仅要依据3种智商的水平，还需要比较言语智商与操作智商的关系，并分析各分测验量表分剖析图等，以对受测者做出判断和评价。

1. 言语量表的6个分测验及其主要功能

（1）知识：包括29个一般性知识的题目。主要测量知识、兴趣、长时记忆等能力。

（2）领悟：包括14个按难易程度排列的问题，要求受测者回答在某一情境下最佳的生活方式以及对日常成语的解释，或者对某一事件说明原因。主要测量社会适应和道德判断能力。

（3）算术：包括14个算术题，按难易程度排列。受测者只能用心算来解答，不得使用纸和笔。主要测量数的概念、数的操作能力、注意力及解决问题的能力。

（4）相似性：包括13对名词，每对名词表示的事物都有共同性，要求受测者概括出两者在哪些地方相似。主要测量抽象和概括能力。

（5）数字广度：包括顺背和倒背2个部分，顺背最多由12位数字组成，倒背最多由10位数字组成，每一部分由易到难排列。主要测量短时记忆和注意力。

（6）词汇：包括40个词汇，按难易程度排列，要求受测者解释词意，主要测量词语的理解和表达能力。

2. 操作量表的5个分测验及其主要功能

（1）数字符号：1～9诸数各有一规定符号，要求受测者迅速在每个数字下的空格内以从左到右的顺序填上相应的符号。主要测量一般学习能力、知觉辨别能力、灵活性及动机强度等。

（2）图画填充：由21张卡片组成，每张卡片上的图画有一处缺笔，要求受测者在20秒内能指出缺笔的部位及名称。主要测量人的视觉辨认能力，以及视觉记忆和视觉理解能力。

（3）木块图：主测者向受测者呈现10张几何图案卡片，受测者用4个或9个红白两色的立方体积木依照几何图案摆出来。主要测量空间关系的辨认能力、视觉结构的分析和综合能力，以及视觉-运动协调能力等。在临床上，该测验对于诊断知觉障碍、注意障碍、老年衰退等具有很高的效度。

（4）图片排列：测验材料为8组随机排列的图片，每组图片的内容有内在联系，要求受测者在规定的时间内将这些图片排列成有意义的故事。主要测量受测者的综合分析能力、观察因果关系的能力、社会计划性、预期力及幽默感等。

（5）图形拼凑：共有4套切割成若干块的图形板，要求受测者拼出完整的图形。主要测量受测者处理局部与整体关系的能力、思维概括能力、知觉组织能力及辨别能力。

（五）90项症状检核表

90项症状检核表（SCL-90）由Derogatis于1975年编制，共90个项目，采用5级评分，通常是评定一周以来的情况。SCL-90包含了较广泛的精神病症状学内容，采用10个因子分别反映10个方面的心理症状情况。作为一种了解个体心理健康状况的评定工具，SCL-90被广泛应用于心理咨询和精神科门诊中。对SCL-90结果进行分析时，可参照全国常模，若总分超过160分，或者阳性项目数超过43项，或者任一因子分超过2分，可考虑阳性，需进一步对受测者进行检查。SCL-90具体统计指标包括总分、总均分、阴性项目数、阳性项目数、阳性项目均分及因子分。SCL-90包括10个因子，每个因子反映受测者某方面的情况，可通过因子分了解受测者的症状分布特点及问题的具体演变过程。

1. 躯体化（somatization） 共12项，该因子主要反映身体不适感，包括心血管、胃肠道、呼吸及其他系统的不适，头痛、背痛、肌肉酸痛等不适，以及焦虑的其他躯体表现。

2. 强迫症状（obsessive-compulsive） 共10项，主要指那些明知没有必要，但又无法摆脱的无意义的思想、冲动和行为，还有一些比较一般的认知障碍的行为征象也反映在这一因子中。

3. 人际关系敏感（interpersonal sensitivity） 共9项，主要指个人某些不自在或自卑感，特别是与他人相比较时更为突出。在人际交往中的自卑感、心神不安、明显不自在，以及人际交流中的自我意识和消极的期待亦是这方面的典型症状原因。

4. 抑郁（depression） 共13项，苦闷的情感和心境为代表性症状，也以生活兴趣减退、动力缺乏、活力缺失等为特征，主要反映失望、悲观以及与抑郁相联系的认知和躯体方面的感受，还包括有关死亡的思想和自杀观念。

5. 焦虑（anxiety） 共10项，一般指烦躁、坐立不安、神经过敏、紧张，以及由此产生的躯体征象（如震颤等）。

6. 敌对（hostility） 共6项，主要从思想、情感及行为3个方面来反映敌对的表现。其项目包括厌烦的感觉、摔物、争论直到不可控制的脾气暴发等方面。

7. 恐怖（phobic anxiety） 共7项，恐惧的对象包括出门旅行、空旷场地、人群、公共场所及交通工具等，此外，还有反映社交恐怖的一些项目。

8. 偏执（paranoid ideation） 共6项，本因子主要围绕偏执性思维的基本特征而制订，主要指投射性思维、敌对、猜疑、关系观念、妄想、被动体验、夸大等。

9. 精神病性（psychoticism） 共10项，主要反映幻觉、被洞悉感等精神分裂样症状。

10. 其他（additional items） 共7项，主要反映睡眠及饮食情况。

（六）生活事件量表

生活事件量表（life event scale，LES）是由杨德森、张亚林于1986年编制的自评量表，目的是对精神刺激进行定性和定量评估。LES适用于16岁以上的正常人以及神经症、心身相关障碍、各种躯体疾病、自知力恢复的重性精神病患者，主要应用于心身相关障碍、各种躯体疾病及重性精神疾病的病因学研究，可指导心理治疗、危机干预，甄别高危人群，预防精神疾病和心身相关障碍，也可指导正常人了解自己的精神负荷，以维护心身健康、提高生活质量。

LES包含48条在我国较常见的生活事件，主要包括家庭生活（28条）、工作学习（13条）、社交及其他（7条）3个方面，另设2条空白项，供当事者填写已经历而表中并未列出的某些事件。填写者须将某一时间范围内（通常为一年内）的事件记录下来。有的事件虽然发生在该时间范围之前，但如果影响深远并延续至今，也可作为长期性事件来记录。

对LES进行结果判断时，总分越高反映个体承受的精神压力越大。95%的正常人一年内的LES总分不超过20分，99%的正常人不超过32分。

（七）社会支持评定量表

社会支持评定量表（social support revalued scale，SSRS）由肖水源于1996年编制，用来了解受测者社会支持的特点，以及其心理健康水平与精神疾病和各种躯体疾病之间的关系。SSRS有10个条目，包括客观支持（3条）、主观支持（4条）和对社会支持的利用度（3条）3个维度。

SSRS总分即10个条目计分之和；维度分为3个维度各自得分。分数越高，社会支持度越高。一般认为总分≥20分为正常情况；总分<20分表明受测者获得的社会支持较少；总分20～30分代表受测者具有一般的社会支持度；总分30～40分代表受测者具有满意的社会支持度。

（八）汉密尔顿抑郁量表

汉密尔顿抑郁量表（Hamilton depression scale，HAMD）由Hamilton于1960年编制，是临床上评定抑郁状态时应用最为普遍的量表。HAMD属于他评量表，有17项、21项和24项3种版本。HAMD适用于有抑郁症状的成年患者，可用于抑郁症、双相障碍、神经症等多种疾病的抑郁症状之评定，尤其适用于抑郁症。

HAMD的统计指标包括总分和因子分。总分能较好地反映患者病情的严重程度，总分越高，抑郁越严重。Dayris对量表结果进行如下划分：对于24项版本，总分超过35分可能为严重抑郁，总分超过20分，可能是轻度或中度抑郁，总分少于8分，则无抑郁；对于17项版本，严重抑郁、轻度或中度抑郁、无抑郁的分界值分别为24分、17分和7分。另外，因子分可以反映患者抑郁症状的特点，同时也可反映心理或药物干预前后靶症状的变化特点。

（九）汉密尔顿焦虑量表

汉密尔顿焦虑量表（Hamilton anxiety scale，HAMA）由Hamilton于1959年编制，是精神科中应用较为广泛的他评量表之一，临床上常将其用于诊断焦虑症及划分焦虑程度的依据。HAMA主要用于评定神经症及其他患者焦虑症状的严重程度。

HAMA共14个项目，统计指标包括总分和因子分。总分能较好地反映病情严重程度，分数越高，焦虑越严重；因子分可进一步了解患者的焦虑特点。总分超过29分，可能为严重焦虑；超过21分，肯定有明显焦虑；超过14分，肯定有焦虑；超过

7分，可能有焦虑；低于7分，则无焦虑症状。HAMA的焦虑分界值一般为14分。

（十）抑郁自评量表

抑郁自评量表（self-rating depression scale，SDS）由Zung于1968年编制，是使用较广泛的抑郁测量工具之一，用于衡量抑郁状态的严重程度，能有效反映抑郁状态的相关症状及其严重程度的变化，特别适用于综合医院发现抑郁症患者。SDS共20个条目，包括10道反向计分题，反映抑郁状态的4组特异性症状。统计方法是把各题的得分相加得到总粗分，再用总粗分乘以1.25，四舍五入取整数即得到标准分。SDS的结果判断：临界值为53分（T分），分值越高，抑郁倾向越明显；T分＜53分为无抑郁，T分53～62分为轻度抑郁，T分63～72分为中度抑郁，T分＞73分为重度抑郁。

（十一）焦虑自评量表

焦虑自评量表（self-rating anxiety seale，SAS）由Zung于1971年编制，该量表的结构形式和具体评分办法与SDS十分相似。SAS是一种评定患者主观焦虑症状的简易临床工具，主要用于疗效评估，不能用于诊断。SAS适用于有焦虑症状的成年人，项目主要涉及躯体性焦虑和精神性焦虑2个方面。SAS的结果判断：临界值为50分（T分），分值越高，焦虑倾向越明显；T分50～59分为轻度焦虑，T分60～69分为中度焦虑，T分≥70分为重度焦虑。

（十二）9项患者健康问卷

9项患者健康问卷即PHQ-9（附录一），是Spitzer等于1999年编制的患者健康问卷（patient health questionnaire，PHQ）中的抑郁模块，以精神障碍诊断与统计手册第4版中有关抑郁症的标准编制而成的自评工具（9个条目）。在国外，PHQ-9是基层卫生中心筛查抑郁症的首选工具之一。

PHQ-9的统计指标为总分（范围为0～27分），可用以评估抑郁症状的严重程度：0～4分代表受测者无忧郁症（注意自我保健）；5～9分代表受测者可能有轻微抑郁症（建议咨询心理医师或心理医学工作者）；10～14分代表受测者可能有中度抑郁症（最好咨询心理医师或心理医学工作者）；15～19分代表受测者可能有中重度抑郁症（建议咨询心理医师或精神科医师）；20～27分代表受测者可能有重度抑郁症（一定要咨询心理医师或精神科医师）。PHQ-9一般用以辅助抑郁症诊断时，其分界值为总分≥10分。

（十三）7项广泛性焦虑障碍量表

7项广泛性焦虑障碍量表即GAD-7（附录二），由Spitzer等于2006年编制。中文版由何筱衍和李春波修订，主要用以评定患者在过去2周内的焦虑状况，可作为焦虑障碍的筛查工具。GAD-7属于自评量表，统计指标为项目总分（范围为0～21分）。0～4分代表受测者无焦虑症（注意自我保健）；5～9分代表受测者可能有轻微焦虑症（建议咨询心理医师或心理医学工作者）；10～13分代表受测者可能有中度焦虑症（最好咨询心理医师或心理医学工作者）；14～18分代表受测者可能有中重度焦虑症（建议咨询心理医师或精神科医师）；19～21分可能有重度焦虑症（一定要咨询心理医师或精神科医师）。GAD-7一般用以辅助焦虑症诊断时，其分界值为总分≥10分。

（十四）患者健康问卷躯体症状群量表

患者健康问卷躯体症状群量表即PHQ-15（附录三），被广泛用于评估患者的躯体化症状。该量表涉及15项症状，每项分别计0、1、2分，分别对应不同的症状强度（无、有点、大量）。PHQ-15的分值范围为0～30分。总分判断标准：0～4分提示无躯体化症状；5～9分提示轻度躯体化症状；10～14分提示中度躯体化症状；15～30分提示重度躯体化症状。

（十五）心身症状评估量表

心身症状评估量表（psychosomatic symptoms scale，PSSS）共26个条目，用于评估患者近1个月以来心身症状的发生情况（附录四）。该量表共2个因子，分别为心理因子（psychological, P）和躯体因子（somatic, S）。P因子包含条目5、10、11、12、17、21、25；S因子包含剩余的条目。因子分为该因子所包含所有条目得分之和，总分为26个条目得分之和。总分＞10分，考虑受测者存在心身症状。

四、心理生理检查

心理生理检查是给患者情景性心理刺激，然后用生理学方法检测其血压、心率、呼吸及脑电等，以了解心身之间的联系，从而有助于诊断，如自主神经系统检查的主要目的是了解交感神经和副交感神经的功能状况。心理生理检查可全面收集患者准确可靠的病史资料，是建立心身相关障碍诊断的基础。医师既要尽可能详细地检查，又要不完全依赖器械和实验室检查结果，必须依据患者躯体和心理的具体情况做出心身相关的全面判断。

（一）多导睡眠图

多导睡眠图是诊断睡眠障碍的重要监测手段，可以同时采集患者睡眠状态下的多种生理信号，如口鼻气流、胸腹运动、血氧饱和度、脉搏、心电、脑电、眼动、肌电等，将这些生理信号经过信号放大器放大后，再将信号图描记在记录纸上以备分析。目前使用的多导睡眠图均为电脑化设备，可通过计算机对生理信号进行自动分析、处理和存储，检查内容包括患者的睡眠、呼吸、心跳及其他情况。该检测技术目前已得到广泛应用，可用于记录和分析睡眠、发现睡眠呼吸障碍以及确诊某些神经系统病变等，其检测结果被称为诊断睡眠呼吸疾病的“金标准”。多导睡眠图的优点是无创伤，对患者无任何不良反应，检测指标全面，操作简便，分析快速、准确。

（二）全身自主神经功能检查

1. 皮肤电反应检查　皮肤电反应能作为交感神经系统功能的直接指标，也可作为脑唤醒和警觉水平的间接指标，但无法辨明情绪反应的性质和内容。其常用指标包括皮肤电导、皮电活动（electrodermal activity）、皮肤电导水平、皮肤电导反应。

皮肤电反应基础水平的个体差异比较明显，可分为高、中、低不同水平。皮肤电反应基础水平与个性特征相关：基础水平较高者往往表现内向、紧张、焦虑、不安、情绪不稳定、反应过分敏感；基础水平较低者往往表现开朗、外向、自信。

2. 脑电图（Electroencephalogram，EEG）　大脑活动时，大量神经元同步发生的突触后电位经总和后而形成。EEG记录大脑活动时的电波变化，是脑神经细胞的电生理活动在大脑皮质或头皮表面的总体反映，由δ波、θ波、α波、β波4个不同的脑电波组成。

EEG是诊断癫痫的必要依据，对各种颅内病变（如脑卒中、脑炎、脑瘤、代谢性脑病变等）亦有很大的辅助诊断作用。EEG仍是目前研究睡眠最客观的依据，藉由监测睡眠时的脑波变化，可区分睡眠的不同时期。

3. 肌电图（electromyography，EMG） 指应用电子学仪器记录肌肉静止或收缩时的电活动，以及应用电刺激检查神经、肌肉兴奋及传导功能的方法。

通过EMG可以确定周围神经、神经元、神经肌肉接头及肌肉本身的功能状态。通过测定运动单位电位的时限和波幅、安静状况下有无自发电活动及肌肉大力收缩的波形及波幅，可以区别神经源性损害和肌源性损害，诊断脊髓前角急、慢性损害（如脊髓前灰质炎、运动神经元疾病等）以及神经根及周围神经病变（如确定神经损伤的部位、程度、范围及预后）。另外，EMG对神经嵌压性病变、神经炎、遗传代谢障碍神经病、各种肌肉病也有诊断价值。

（三）心率变异性

心率变异性（heart rate variability，HRV）的检测是通过测量连续正常R-R间期变化的变异性来反映心率变化的程度和规律，判断其对心血管活动的影响，反映自主神经系统活性，定量评估心交感神经和迷走神经张力及其平衡性，从而判断其对心血管疾病病情的影响及预后。HRV是预测心脏性猝死和心律失常性事件的有价值的指标。

对HRV的分析主要包括时域、频率和非线性分析。HRV的临床应用：①主要用于心脏性猝死的预测、急性心肌梗死后患者的危险性评估、对糖尿病患者自主神经系统损伤的评估、对心力衰竭患者的危险性评估；②其他临床应用，如心绞痛、高血压、心肌病、非缺血性心脏病等所致的慢性严重二尖瓣反流、二尖瓣脱垂、心律失常、血管迷走性晕厥等；③HRV生物反馈疗法对提高不孕女性的受孕概率、改善妊娠期女性的焦虑症、缓解女性产后抑郁症等情况，均起到很好的作用。

（四）功能性磁共振成像

功能性磁共振成像（functional magnetic resonance imaging，fMRI）是一种新兴的神经影像学检查方式，其原理是利用磁共振造影来测量神经元活动所引发的血液动力的改变，目前主要用于研究人和动物的脑或脊髓。fMRI的应用主要包括以下3个方面。

1. 扩散成像　fMRI能在分子水平上提供功能性的信息。

2. 灌注成像　fMRI的平面回波成像方法同样能提供有关的区域脑血流及脑血流量的信息。

3. 任务激活的图像　人体在做某项活动时，大脑皮质的特殊区域会有相应的反应，用fMRI测定大脑血液的氧合水平能直接进行脑功能的研究。

（五）正电子发射体层成像

正电子发射体层成像（positron emission tomography，PET）是核医学领域比较先进的临床检查影像技术。正常情况下，PET特别适用于对无形态学改变之前对患者进行早期疾病诊断、发现患者的亚临床病变及评价治疗效果。目前，PET已在肿瘤、冠心病和脑部疾病这三大类疾病的诊疗中显示出重要的价值。

利用PET进行诊断是通过对某种物质（一般是生命代谢中必需的物质，如葡萄糖、蛋白质、核酸、脂肪酸等）在代谢中的聚集，来反映生命代谢的活动情况，从而达到诊断的目的。目前，PET在临床上主要用于蛋白质功能分子显像、基因表达分子显像、受体分子显像3个方面，其适用人群主要为肿瘤患者、神经系统疾病和精神病患者及心血管疾病患者。

第4节　心身相关障碍的诊断

临床上心身相关障碍很常见，它与精神障碍的症状既有区别又有联系。心身相关障碍虽未达到精神障碍的诊断标准，却显著影响患者的生命质量及疾病的转归和预后，且其发病率较精神障碍更高。心身相关障碍的发病机制和临床症状与精神障碍不同，故采用精神障碍分类诊断标准，会导致大量未达到诊断标准却存在社会心理易感因素或躯体化症状的患者难以得到有效的关注，可以说采用这种诊断模式几乎无法对当前心身医学的临床实践产生实质性帮助。而在科研上，研究者也往往采用不同的诊断工具，使研究结果的同质性较差，同时这种分类诊断模式也不利于研究者之间的交流。

一、诊断原则

1. 多轴诊断　心身医学采用生物-心理-社会医学模式，要求临床医师不仅了解患者的症状，还要去发现阳性体征，探索更多的社会心理或环境诱因以及患者的人格特征，从而调整诊断思路。因此，多轴诊断系统对全面了解心身相关障碍发生的背景、心理和躯体影响的范围和程度、患者的人格特征及社会功能受损程度等非常有必要。

心身相关障碍临床多轴诊断系统包括以下5个层面：①轴-1，代表心理症状和综合征，如与严重程度相关的抑郁状态及影响预后的焦虑；②轴-2，代表人格个性类型，如冲动个体、发育问题（边缘人格、强迫个性和智力障碍）等；③轴-3，代表临床通科医疗情况（糖尿病、脑卒中等）和神经精神疾病；④轴-4，代表童年早期、最近及当前的应激源；⑤轴-5，代表心理社会资源（智能和应对技巧）和总体心理社会功能评定。

2. 等级诊断　等级诊断原则是指临床诊断中按疾病严重性和治疗迫切性对可能存在的多种疾病按主次或先后顺序进行诊断排序。按疾病的严重性排序可构成一个金字塔，从塔顶到塔底依次为器质性疾病、精神障碍、心身疾病、心身障碍（心身反应障碍和心身症状障碍）。根据处理和治疗的需要或迫切性，应优先诊断需要治疗或迫切需要处理的障碍。对于心身相关障碍患者，如果同时符合2种或多种诊断标准，应明确哪些为主要诊断，例如，患者同时存在抑郁障碍和糖尿病，若糖尿病病情稳定，而导致本次就诊的是抑郁障碍，则应把抑郁障碍作为主要诊断，同时注明糖尿病为其他辅助诊断。

3. 共病诊断　传统医学模式多为单一诊断、单一治疗，而共病概念的提出改变了这一模式，强调对患者进行多重诊断，给予诊断排序，能够帮助临床医师更全面地了解患者，有助于治疗的开展。复杂的生物-心理-社会病因的交叉机制，产生了大量各种类型躯体疾病与心身相关障碍的共病现象。早期识别共病，能帮助患者尽早改善病痛。

二、诊断方法

心身相关障碍的诊断要注意鉴别其他躯体疾病和精神科疾病。诊断方法包括采集患者的详细病史、对患者症状和体征的分析以及相关的辅助检查。

采集病史时，除躯体方面外，还应注意收集患者心理、社会方面的信息，如个体发育过程中的关键阶段、个性或行为特点、社会生活事件、人际关系及家庭支持等。体格检查方面，除身体状况的检查外，还应包括精神状况检查。对于初步怀疑为心身相关障碍者，应结合其病史材料，采用晤谈、行为观察、心理测量等方法，甚至采用医学心理生理检查，对患者进行较为系统的医学心理学检查，评估患者的情绪、认知、性格等。根据以上程序收集资料，结合心身相关障碍的基本理论，对患者是否存在心身相关障碍、为何种心身相关障碍、由哪些心理社会相关因素在其中起主要作用及可能的作用机制等问题作出恰当的分析。

三、诊断要点

心身相关障碍的诊断要点主要有2个方面：①明确心理社会因素在时间上与躯体疾病的发生、发展及康复的相关性；②关注心身相关障碍的特征，如发病因素与情绪障碍是否有关，发病前的人格特征如何，发病是否存在明显的个体差异，同一个体是否有几种疾病同时存在或交替发生，是否有相同或类似的家族史，疾病是否有缓解和复发倾向，等等。

四、诊断路径图

心身相关障碍的诊断要求临床医师具有整体观，将疾病与患者的心理、生理、社会及环境相关联，诊断路径图如下（图2-4-1）。

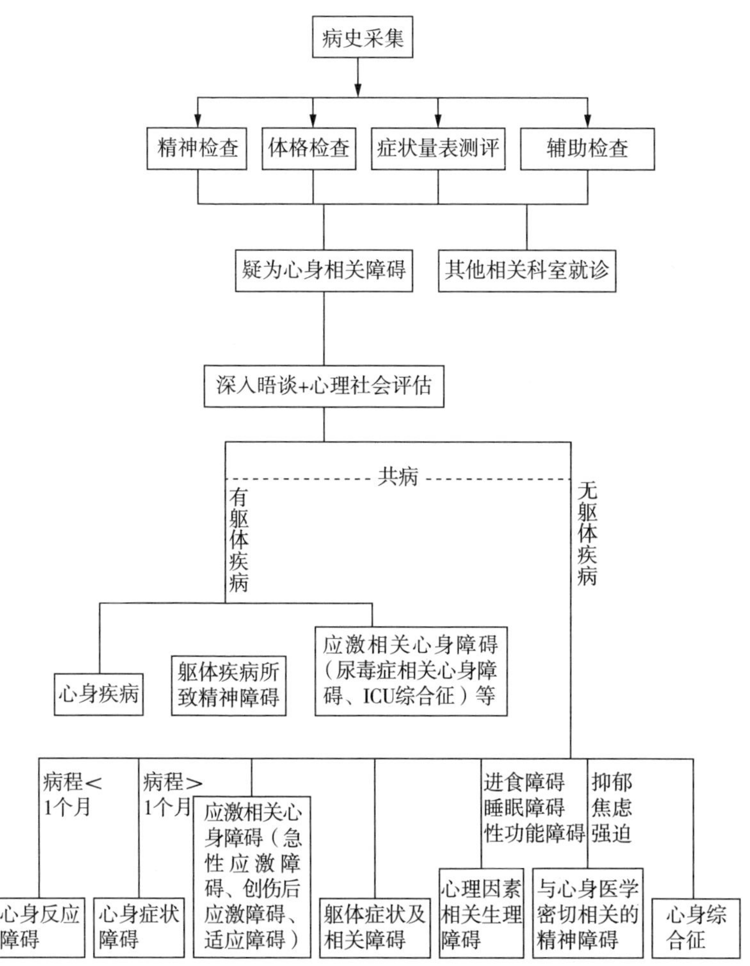

图2-4-1　心身相关障碍诊断路径图

注：ICU．重症监护病房

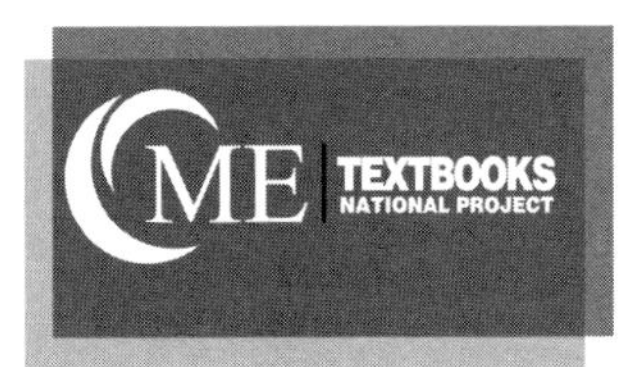

心理治疗

第3章

曾奇峰　赵　旻　朱金富　唐秋萍
张　岚　邹韶红　徐　治　唐丽丽
姜长青　曹磊明　王国强　邓云龙
周　亮　赵旭东

第1节　治疗性医患沟通

一、概　　述

心理治疗作为一种专业性人际互动过程，是以一定的心理学理论为指导，应用心理学方法影响或改变患者的认知、情绪及行为，促使患者心身及其与环境的平衡，从而达到解决心理问题、治疗心理和心身相关障碍、促进心身健康和人格成熟的干预方法。

沟通是信息的传递与交流。医师与患者或患者家属之间进行的信息沟通称为医患沟通。医患沟通可分为2种，即以信息摄入为目的的诊断性沟通和以促进患者改变为目的的治疗性沟通。广义的治疗性医患沟通包括医患接触过程中的倾听、询问、解释、教育、指导及支持等，狭义的治疗性医患沟通技术和方法主要指建立在系统理论基础上相对规范的心理治疗。

与心理治疗一样，有效的治疗性医患沟通应遵循“知己知彼、反应适当、真实和谐、悦纳进取”4项原则，要求治疗者真诚地对待患者，无分别地接纳患者，与患者建立真实和谐的医患关系或治疗关系，促进患者自我接纳、自主改变。达到这些要求有赖于治疗者在整个过程中保持对医患双方及其关系的动态觉察、认知及调控，并以和谐医患关系、导向患者健康为目的对患者进行适当的情感和行为反应。

二、方法和程序

（一）方法

治疗性医患沟通的常用方法主要包括四大类。

1. 和谐治疗关系 医患之间基于健康与疾病问题建立起来的真实和谐的治疗关系是治疗性医患沟通的基础。平等合作、积极关注、尊重信任、悦纳共情等技术或原则对治疗关系的建立和巩固有重要作用。

2. 非言语技巧 属于非言语行为，包括目光的接触与转移、面部表情的变化、身体姿势、声音特征等。非言语行为包含丰富的信息，甚至比言语行为更能反映个体内心活动尤其是情绪变化的真实情况。治疗性医患沟通要求医务工作者一方面要善于观察患者的非语言行为所传递的信息，另一方面要善于利用自身的非语言行为对患者产生影响。

3. 倾听技术 倾听是人与人之间进行沟通最基本和最有力的方式。鼓励与重复、澄清、释义、情感反应及总结是心理治疗中有效的倾听技术。根据患者的实际情况，有选择地应用适当的倾听技术，进而为适当治疗方法的应用提供可靠的线索和准确的判断，这是治疗性医患沟通的重要环节。

4. 影响技术 询问和告知是临床上常用的影响技术。治疗性医患沟通要求医务工作者有技巧地应用一些更主动的方式或技术去影响或引导患者，促进改变的发生。这些技术包括提问、解释、自我暴露、提供信息、即时化、面质等。

理论上，治疗性医患沟通可以灵活地选择并运用人际沟通和心理治疗的所有技术，但实际应用中能熟练地运用一些关键基本技术对患者大有裨益。例如，吴爱勤教授提出了医患沟通的5个关键技巧——CLEAR，包括clarify（表述清晰、通俗易懂）、listen（认真倾听、心身贯注）、encourage（鼓励赞扬、满足自信）、agree（寻求一致、避免异处）、reflect（及时反馈、互动理解）。

（二）程序

治疗性医患沟通程序可灵活多样，但一般应结合诊疗程序和诊疗思维进行，下文以邓云龙教授归纳的悦纳沟通——LEADERS（引领、导向）为例。

1. 积极倾听和观察（listen and look） 结合细致的观察，耐心、认真地聆听患者的陈述，了解患者的问题和期待。积极倾听不仅是下一步治疗的前提，也是和谐医患关系的必需。

2. 技巧询问（enquire） 技巧地运用“什么”“为什么”等开放式提问，能有效引起话题，促进双方交流，激发导向改变；用“是或不是”“有或没有”“对或不对”等语句发问是封闭性提问的方式，能及时获得具体信息并限定讨论范围。

3. 关爱肯定（affirm） 及时对患者表达关心，适当对患者的积极方面表示肯定与鼓励，一方面能向患者传递医师愿意帮助、理解患者的态度，另一方面也能增强患者对医师的信任，激发患者改变的潜能。

4. 解释讨论（discuss） 首先应悦纳患者对其自身问题的描述、解释及诊疗要求，在此基础上结合患者的知识水平、文化背景和健康需求，对其进行科学性的有利于治疗改变的解释或双方讨论。

5. 表达共情（empathy） 设身处地地从患者的角度去感受和理解，并通过言语或非言语反应准确地传递给患者。能贯穿始终且准确、适当地表达共情是治疗性医患沟通取得效果的关键。

6. 有限保证（reassure） 在有充分证据和经验支撑的情况下，给予患者有限的保证或适当的承诺，能增强患者的自信心与信任感，也有助于形成支持性、帮助性的医患关系。

7. 梳理建议（suggest） 每一次沟通结束，要帮助患者总结、梳理沟通的内容，并在患者许可的情况下向其提供可选择的后续诊疗计划或建议。梳理建议能帮助医患双方将信息串联起来，使医师能明确患者主动参与并认可的诊疗方案，从而保证诊疗方案的有效落实。

三、应　　用

治疗性医患沟通可采用的方法多种多样，治疗程序也不拘一格，适用于医师与患者接触的任何时间。治疗性医患沟通不仅能缓解患者压力、改变患者不良情绪、促进患者行为改变，是和谐医患关系的有效手段，而且是其他心理治疗的基础，可与其他心理治疗合并使用。

第2节　精神分析疗法

精神分析疗法或称精神动力取向心理治疗，是建立在精神分析理论上的心理治疗方法。精神分析理论有别于其他心理治疗学派的特点有两个，一是其在哲学上的决定论色彩，即过去决定现在，二是其把意识分成了不同的层面。

精神分析的基本理论主要包括以下5个方面：①精神分析地

形理论，将意识分为意识、前意识和潜意识3个层面。②人格结构理论，将人格分为3个既冲突又协调的部分，分别为超我、自我和本我。③梦的理论，将梦分为显梦、隐梦和梦的工作3个部分。④心理疾病的形成理论，包含匮乏模型和冲突模型2种。匮乏模型认为心理疾病源于早年关系中缺乏足够的共情性回应，从而导致各种自我功能的削弱或缺失，相应的治疗手段是支持性心理治疗；冲突模型认为心理疾病源于早年关系中内化了的相互冲突的客体，从而形成个体内在冲突，相应的治疗手段是解释。⑤心理发展阶段学说。弗洛伊德认为个体心理发展需要经历5个阶段，分别为口欲期（0～1岁）、肛欲期（1～4岁）、俄狄浦斯期（4～6岁）、潜伏期（6～12岁）和生殖期（12岁以后）。经过各个阶段的发展，个体会逐渐形成独立的人格。

精神分析疗法主要包括自由联想、解释和释梦，分为评估、治疗和结束3个阶段。治疗时间较长，可达数十个时段甚至以上，每个治疗时段约50 min。

精神分析疗法广泛应用于治疗各种精神障碍和精神疾病，主要用以治疗各种神经症。早期的精神分析疗法在理解和治疗癔症上取得了显著效果。后来的循证医学研究证明，精神分析对抑郁症的治疗效果与药物治疗效果相当。精神分析还用来治疗各种人格障碍（反社会人格除外），这或许是治疗边缘性人格障碍的最佳手段之一。

第3节 行为疗法

行为疗法（behavior therapy）是以经典条件反射、操作性条件反射和社会学习理论为理论基础，以消除和纠正异常行为并建立一种新的条件反射或行为的治疗方法。行为疗法认为，不管是适应性还是非适应性，人的行为都是经过学习而获得，并因强化而巩固，通过正性或负性强化甚至惩罚的方式，可以控制行为的增减或方向的改变。行为疗法的常用方法有放松疗法、系统脱敏疗法、冲击疗法和厌恶疗法。

一、放松疗法

放松疗法又称松弛疗法，是通过训练有意识地控制自身的心理生理活动，从而降低唤醒水平、改善机体功能紊乱的一种行为治疗方法，其基本原理是随着生理反应的改变，个体的主观体验也会随之改变。

放松疗法的实施程序：①向患者简要讲解放松疗法的原理和过程，使患者明确在放松疗法中的主动作用，激发患者改变自我的积极性；②首次进行放松训练时要对患者进行示范和指导，以供患者模仿；③向患者提供书面指示语或录音磁带，以供患者强化练习（每天练习1～2次，每次5 min左右或更长时间）时使用。

在实施放松疗法的过程中既要强调身体肌肉的放松，更要强调精神心理的放松。一般以一两种放松方式为宜，不宜过多。放松疗法对想象力强、易受暗示的患者效果较好。

二、系统脱敏疗法

系统脱敏疗法以交互抑制原理为基础，让引起不同程度焦虑的不同等级刺激由轻到重在患者面前重复暴露，同时指导患者通过放松消除焦虑，如此逐级训练，最终可使所有等级刺激失去引起焦虑的作用。系统脱敏疗法主要适用于有社交恐惧症、广场恐惧症、考试焦虑等的患者。

系统脱敏疗法的实施程序：①放松训练，直至患者能达到自如放松的熟练程度；②建立焦虑（或恐惧）等级表，找出使患者感到焦虑（或恐惧）的事件，按其引发主观焦虑的程度等级排列成表；③让患者在放松的情况下想象最低等级的焦虑事件，充分地体验焦虑后，再指导患者用放松技术放松身心；④如此反复，直到患者想象此等级焦虑事件时不再焦虑为止；⑤继续按照设计的焦虑（或恐惧）等级表进行更高等级的脱敏，直至最高等级。

在实施系统脱敏疗法过程中，若引起患者焦虑或恐惧的情境不止一种，可以针对不同情境建立几个不同的焦虑等级表，然后按照每个焦虑等级表实施脱敏训练。系统脱敏时，患者想象次数的多少依据个体和情境的不同而不同。在系统脱敏过程中，每个等级之间跨度要恰当。有的患者不能用想象和放松的方法降低焦虑水平，可考虑改用其他方法。

三、冲击疗法

冲击疗法又称满灌疗法，分为现实冲击疗法和想象冲击疗法。冲击疗法的基本原理：患者的恐惧行为反应是过去习得的，将患者置于所害怕的事物面前，若没有真正的危害发生，那么患者的恐惧情绪会最终消退。冲击疗法适用于抑郁症、恐惧症、强迫症及精神分裂症患者的相关问题，但不适用于拒绝训练者或完全无训练动机及要求者，也不宜用于老年人、儿童、孕妇及各种原因所致的身体虚弱者。

冲击疗法的实施程序：①向患者详细介绍有关情况，签署治疗协议；②对患者进行身体及精神检查；③确定刺激物与治疗场地，刺激物应能最大程度引起患者的焦虑和恐惧反应，治疗场地由刺激物的性质决定，应尽可能在室内进行；④治疗时要准备好地西泮、普萘洛尔、肾上腺素等应急药物；⑤冲击治疗时治疗师迅速、猛烈地向患者呈现令其感到恐惧的事物或情境，并要求患者不要出现回避意向与行为。冲击疗法会引起患者最强烈的焦虑和恐惧反应，除非情况特别严重，患者应该坚持治疗。冲击疗法一般实施2～4次，每天1次或隔天1次，每次治疗时间在30～60 min。少数患者只需治疗1次即可痊愈。

冲击疗法不宜滥用，而且应对使用该疗法时的各种影响因素进行周全的考虑及有效控制，以尽量减少治疗的风险性和伤害性。

四、厌恶疗法

厌恶疗法是一种应用具有惩罚性的厌恶刺激来矫正和消除某些适应不良行为的方法。其基本原理是将欲戒除的目标行为与某种不愉快的惩罚性刺激结合出现，以对抗原已形成的条件反射，形成新的条件反射，用新的行为习惯取代原有的不良行为习惯。

厌恶疗法的实施程序：①确定患者最需要弃除的不良行为，将其作为靶症状；②选用合适的厌恶刺激；③将厌恶体验与不适应行为紧密联系起来，尽快建立条件反射，达到消除不良行为的目的。

使用厌恶疗法时，靶刺激要单一而且具体。厌恶刺激应该具有一定的强度，但必须是安全无害的。实施厌恶疗法时必须预先使患者及家属对该疗法有全面的了解并自愿同意接受治疗，要求患者签署知情同意书。

第4节 人本心理疗法

人本心理疗法（humanistic psychotherapy）是以存在主义、人本主义为背景发展起来的一组体现人本心理学思想的心理疗法的总称。该疗法包括以人为中心治疗、存在主义治疗、完形治疗等。这些治疗方法具有许多共同的特征：①尊重来访者自己的经历；②相信来访者有做出肯定、积极、有建设性选择的能力；③重视自由、选择、价值、个人责任、自治、目的和意义等观念。一般认为，人本心理疗法的核心内容是强调人的责任、强调此时此地、强调从现象学角度看待个体、强调人的成长。

以人为中心治疗主要依赖于治疗师是否具有某种态度，即治疗师能否提供足够高层次的治疗性条件，这种治疗性条件包括真挚、无条件积极关注、共情3个基本要素。完形治疗强调治疗师的洞察力和创造力，能运用创造性活动帮助来访者获得对自我当下的觉察，包括集中于治疗师的技术和集中于来访者的技术。存在主义治疗强调治疗师对自己生活深入和开放的重要性，因此，存在主义治疗的核心技术是治疗师对自己的使用。当然，治疗师也可以从许多其他的治疗流派中选取相应的技术，如倾听、非言语行为观察、鼓励和支持、适当的阻抗、移情分析等。

以人为中心的治疗程序包括确定治疗目标、建立治疗关系和治疗的实施3个阶段。完形治疗的程序是首先寻找来访者最先需要解决的主题，然后帮助来访者更为完整地体验与了解这些主题。通过治疗师的主动存在及让来访者存在于真实接触的关系中，来访者的自我调节、自我支持能力不断增加，从而促进其问题的解决。存在主义治疗过程可分为3个阶段：①澄清；②订立改变的目标；③行动，即治疗师帮助来访者把学到的有关对自身的了解内容付诸行动。

人本心理疗法适用于人与人相处的任何情形，但通常把该疗法用作各种心身问题和各种精神疾病的心理治疗及发展性咨询。该疗法的禁忌证主要包括：①精神病性障碍急性期患者；②伴有严重躯体疾病、兴奋、冲动，以及其他严重意识障碍、认知损害、情绪紊乱等症状而不能配合心理治疗的患者。

第5节 认知疗法

认知疗法（cognitive therapy）是20世纪60年代继精神分析和行为疗法之后发展起来的一种心理治疗方法。其主要理论假设是个体的认知决定了个体对特定事件或情境的情绪和行为反应，因此，如果要改变个体的负性情绪和行为，首先应该改变其歪曲的认知。认知疗法强调认知过程作为个体的心理行为决定因素这一基本观点，认为个体情绪和行为的变化不是取决于外界环境的刺激，而是个体对外界环境刺激所作出的评价，同时个体的评价又受个人信念等认知因素的影响。认知疗法是通过改变个体的认知过程和由这一过程产生的观念来纠正个体适应不良的情绪和行为。因此，认知疗法的关注点不仅是适应不良的情绪和行为，还有产生不良情绪和行为背后的认知。治疗的目标就是要找出功能失调的认知，加以纠正，从而改善个体适应不良的情绪和行为。

在认知疗法中，常见的错误认知加工过程有以下6种：①“全或无”的思维，指用全或无或极端化的方式来思考和解释，往往把生活看成非黑即白的单色世界，没有中间色。②选择性概括，指仅根据事件的个别细节而忽略其他信息或整体背景的重要性便对整个事件作出结论。③过度概括，指仅在一个事件的基础上做出关于能力、操作或价值的普遍性结论。④夸大或缩小，指对客观事件的意义做出过大或过小的歪曲评价。⑤“应该”和“一定”的陈述，指严格地、坚决地认为自己或别人应该这么做。⑥个人化，指在没有根据的情况下，将一些外部事件与自己联系起来。

认知疗法是一个开放的、兼容的及不断发展的心理治疗系统，其治疗技术非常丰富，认知治疗师常运用多种治疗技术来帮助患者。针对自动思维和中间信念的常用技术：①发现自动思维和中间信念；②评估和挑战自动思维和中间信念。针对核心信念（图式）的技术认为核心信念的改变最为困难，这是认知疗法的核心部分。治疗时不仅可以使用上述技术，还可使用针对核心信念特有的技术。通过对核心信念的评估，发现患者的负性核心信念，并采用利弊分析、苏格拉底式提问、连续性标定、“饼图”及行为尝试等技术，挑战并试图修正这些负性核心信念。对具有一定人格问题的患者，治疗师可以通过角色扮演或想象的治疗技术，帮助患者重新解释早期创伤性经历，促使其核心信念的改变，即重建早期记忆；另外，还可通过空椅技术等方法来挑战原有的核心信念，建立并强化更切实可行的、更能适应环境的核心信念。针对症状的技术包括：①应对卡，指患者在卡片上记下对自己有帮助的句子，当出现某种症状困扰时，可拿出卡片来应对；②正念技术，正念是训练患者增加对躯体觉察和耐受的技术，该技术的关键在于对此时此刻体验的非评判注意。家庭作业是认知疗法不可分割的一部分，是治疗的延续，可促使患者将从治疗中学到的技术应用于真实生活中。

认知治疗师倾向于采用固定的治疗结构：治疗早期主要是了解患者的基本情况，建立良好的治疗关系；治疗中期主要是识别患者的自动思维、中间信念及核心信念，在现实生活中加以检验、评估及修正；治疗后期是进一步挖掘与产生自动思维有关的功能失调性假设，替换能适应环境的认知方式，在实践中强化和巩固；最后需要准备结束治疗，与患者讨论复发的预防。

认知疗法具有时限性，对大多数精神障碍和心身相关障碍患者的治疗具有结构化的治疗框架。开始时每周1～2次，之后可每2周1次，情况稳定后可每月1次，逐渐延长时间间隔，直至治疗结束。

第6节 催眠疗法

催眠疗法是催眠师运用指令，引导被催眠者进入催眠状态，对其进行心理诊断和治疗的过程。催眠疗法的机制主要是暗示。

传统催眠疗法的要旨是“放松、深呼吸、想象、暗示”，但只通过这种简单的诱导程序，有相当比例的人无法进入催眠状态或进入的深度有限。艾瑞克森催眠理论体系更为完善，其主要内容：①人人都有独特之处；②催眠是一个交流意识的过程；③催眠状态是自然产生的；④催眠状态可激发资源利用；⑤人人都有再生性资源；⑥转变性变化是过程校正而不是错误校正；⑦人的独特性可以在许多层面上得到欣赏；⑧无意识能够自动地、强力地再生。

催眠的方法主要是言语暗示，具体实施时可以在对患者施加视觉、听觉、触觉等感觉刺激或药物的基础上进行。药物催眠一般限于暗示性低、不合作的患者，可使用2.5%的硫喷妥钠或5%～10%的异戊巴比妥钠0.5 g，对药物进行稀释后再缓慢静脉注射。催眠诱导语是催眠师诱导患者进入催眠状态时运用的暗示性语言。催眠诱导语的内容虽不一定相同，但基本上必须符合3个原则，即语音平抑、语意单调、语句重复。

催眠疗法一般分5个阶段：①干预前沟通阶段。催眠师要与被催眠者建立良好信任关系，根据沟通情况进行评估，了解被催眠者的需求，设定合适的催眠场景及相关的催眠暗示语，为后续催眠做好准备。②导入阶段。该阶段是催眠干预的开始，催眠师可以使用任何引导词或程序来聚焦被催眠者的注意力，引导其进入催眠状态。③深化阶段。催眠师使用催眠词、暗示语或必要的程序，帮助被催眠者更加放松，从而进入深层次的催眠状态。

④治疗阶段。催眠师引导被催眠者从轻度催眠状态进入更深的催眠状态。⑤解除催眠阶段。当催眠干预结束后，催眠师去除被催眠者不想要的暗示，将其从催眠状态中唤回至此时此地，使被催眠者处于一种警觉的、精神焕发的自然清醒状态。

催眠疗法最好选择安静、安全、舒适、温馨的环境进行。一般每次催眠治疗时间为1 h，每个疗程约10次，视个体不同而定。每次治疗前需排空小便，结束身体束缚，放松心情；治疗期间应保持有规律的生活，尽量不使用激素及兴奋性药物。

催眠疗法已被广泛应用于大部分神经症、心身相关障碍患者，并且对儿童行为障碍、偏头痛、面瘫等神经系统疾病以及无痛分娩、术后镇痛等有帮助。严重躯体疾病、重性精神障碍及对催眠恐惧、怀疑者慎用或禁用。

尽管催眠疗法具有疗效快、疗程短的优点，但其疗效往往不易巩固，且并非任何求治者都能成功地接受催眠治疗。

第7节　表达性心理疗法

表达性心理疗法又称表达性艺术治疗或艺术治疗，是将艺术创造形式作为表达内心情感的媒介，促进患者与治疗师及其他人的交流，从而改善症状、促进心理发展的一类治疗方法。

每一种表达性艺术治疗或许均有自身特殊的治疗机制，但其基本的心理治疗机制是通过想象和其他形式的创造性表达来激发、利用内在的自然能力，处理内心冲突，发展人际技能，减少应激，增加自我觉察和自信，获得领悟，促进心理健康。

表达性艺术治疗有多种形式和方法：①音乐治疗，指治疗师利用音乐体验的各种形式，以及在治疗过程中发展起来的治疗关系，帮助患者达到健康的目的。②戏剧治疗，指治疗师系统而有目的地使用戏剧、影视的方法，促进患者心身整合及个体成长。戏剧疗法通过让患者表演来帮助他们宣泄内心，理解表象的含义，扩展内部体验的深度和广度，增强其观察个人在社会中的角色及解决问题的能力。③沙盘治疗，指采用意象的创造性治疗形式，通过创造和象征模式，反映被治疗者内心深处意识和无意识之间的沟通和对话，激发个体内在的治愈过程和人格发展。④阅读治疗，主要遵循中医辨证施治理论，如经典名著能固本强身，全面滋养；历史传记可补脾、祛邪、扶正；抒情小品可甘甜安神，清心养气；言情小说能润燥化食，健胃消胀；讽刺、滑稽、笑话和幽默故事能让人们在笑声中开宣肺气；哲理散文能理气，清肝泻火。⑤绘画治疗，指通过绘画的创作过程，让绘画者将混乱、困惑的内心感受导入直观、有趣的状态，将潜意识内压抑的感情与冲突呈现出来，从而获得纾解与满足，以达到治疗效果。⑥舞蹈治疗，指利用舞蹈或即兴动作的方式治疗社会交往、情感、认知及身体方面的障碍，增强个人意识，改善个体心智。舞蹈治疗强调身心的交互影响及身体动作的意义。⑦其他方法，指同样应用表达性艺术治疗原理的其他具有创造性、娱乐性的方法，如陶艺、书法、厨艺、插花艺术等，均可称为表达性艺术治疗。

大多数表达性艺术治疗大致分为4个阶段：①准备期，热身、建立安全感。②孵化期，放松、利用不同方法以减少自主性意识控制。③启迪期，利用不同方法启迪意义呈现，帮助患者获得体验，又分认同、宣泄和净化、领悟、问题解决、延伸活动等阶段。④评价期，讨论过程意义，准备结束。这4个阶段大致是一个从理性控制到感受、再到理性反思的过程。

表达性艺术治疗适用人群广泛，可从一般人群到适应困难者，再到大多数精神障碍患者。精神障碍急性期及兴奋躁动、有严重自伤和自杀倾向的患者不宜接受表达性艺术治疗。抗拒表达性艺术治疗、发展成熟度不足（如5岁以下儿童）及情绪能量过于强大者（必须先宣泄情绪）需慎用。

表达性艺术是艺术和科学的结合，多为一种补充治疗方式，不宜神秘化，并应注意伦理界限，避免不恰当的身体接触。

第8节 叙事疗法

叙事疗法（narrative therapy）是一种帮助人们发现自身生存所依赖的价值、技能和知识的心理治疗方法，以此帮助患者更有效地应对遇到的各种问题。叙事疗法关注的是患者的叙事方式，即患者以何种方式表达和叙述自己的一系列经验和生活事件。叙事治疗师以一个合作者的身份，通过对患者的经验和历史及其所具有的优势进行深入了解，尝试帮助患者重新叙述他们自己的故事，找寻生命的意义。

叙事疗法的很多观点是建立在哲学基础之上的。社会构建主义以及人类学、社会学、比较主义文学的影响尤为明显。任何问题都离不开社会、文化和政治的背景，而这些背景会影响人们如何用语言去构建和描述问题，治疗师可以从患者叙事所使用的语言和叙事结构中理解患者当时的体验和他/她对世界的理解及价值观。叙事治疗主要通过帮助患者重新叙事，将问题外化并寻找解决的方法。

叙事治疗的方法主要包括3种：①外化问题，即治疗师在通过提问引发患者叙事和专注地倾听且不作判断的基础上使用命名、影响、评估等技术将患者认为的内在问题外化。②重忆，在外化问题之后往往会用到重忆的方法。一个人重要价值观的形成一定是受到周围人或事的影响，因此，治疗师接下来可以询问是谁、何时、何地、何事、为什么之类的问题，使患者明白除了疾病之外，他还是一个有用的人，还能做有用的事。③外部观察者的反馈，即局外观察者（包括患者家属和团体治疗中的其他成员）的反馈。治疗师经常会询问局外观察者的问题："您印象最深的情况是什么？""您觉得患者说的哪些对他/她最重要？""患者有哪些能力或能做什么？""患者哪些内容能引起您的共鸣？""您在倾听之后有何收获？"

叙事疗法实施过程大体如下：①首先以合作的姿态建立与患者的关系；②接下来进入叙事治疗中关键的外化问题阶段；③通过治疗师与患者的合作，在患者的叙事过程中发现并不断丰富其核心价值观；④通过重忆与合并，帮助患者把自己的核心价值观与重要的他人和时间连接起来；⑤外部观察者的反馈又给患者带来新的启发；⑥最后患者要运用文字手法对治疗中的所得进一步整理，将收获带回家并进行实践和反馈。

叙事疗法是一种比较新的心理治疗方法，目前已被很多治疗师应用于与儿童和家庭有关的疾病以及死亡和丧失等问题的咨询和治疗中（包括个体治疗和团体治疗）。

第9节　森田疗法

森田疗法由日本森田正马教授于20世纪20年代创立，1938年其弟子将其命名为"森田疗法"。

森田正马基于对神经衰弱等神经症本质的不同看法而提出"神经质"（过于敏感的性格特征）的概念。神经质可分为普通神经质、强迫观念症和发作性神经质3种类型，只有具备神经质特性的神经症（即神经质症）才是森田疗法真正的适应证。

森田疗法遵循"顺其自然、为所当为"的基本原则，分为门诊和住院2种治疗形式。门诊治疗适用于症状较轻的患者，症状较重的患者可进行住院治疗。门诊治疗主要通过治疗师与患者一对一的交谈方式进行，也可选用电话、通信等方式进行。一般每周治疗1次或2次。

森田正马把住院治疗过程分为4个时期：①绝对卧床期，一般4 ～ 7天，禁止患者与他人会面、谈话、读书、吸烟及其他消遣的活动，除进食、大小便外几乎绝对卧床。②轻工作期，一般3 ～ 7天，仍不允许患者与他人交谈、读书、看报、会客等，夜间卧床时间为7 ～ 8 h，白天可到室外散步或做少量轻松的活动，晚上开始写日记。③重工作期，一般3 ～ 7天，此期仍禁止患者娱乐、会客，允许患者阅读一些有关天文、地理、历史、科普读物等书籍，并进行一些较重的劳动，每晚要求患者记治疗日记。④生活训练期，此期又称回归社会准备期，一般7 ～ 14天。患者可以外出，晚上回医院住宿，并坚持记治疗日记，逐渐恢复原社会角色。

以上是对一般治疗的描述，对具体患者而言，还要根据其具体情况来决定治疗进程。时间短的约3周即可，长的则可能需要60 ～ 70天，平均周期为40 ～ 50天。

森田疗法的门诊治疗仍需遵循基本原则，诊治要点如下：①对患者进行详细的体格检查以排除躯体疾病，向患者指明其感受属于功能性障碍而非器质性病变，以消除患者的顾虑。②与患者建立良好的治疗关系，详细介绍森田疗法及其相关知识，让患者学会用森田理论来解释自己，学会如何做到顺其自然、为所当为。③指导患者学会书写治疗日记，并鼓励患者承担生活中应承担的责任。④嘱咐患者不与亲友谈论症状，同时嘱亲友们不问、不听、不答复患者的病诉，将患者指向自身的精神能量逐渐引向外部世界。

森田疗法适应于具有神经质个性特征的强迫症、焦虑症、恐惧症、神经衰弱、疑病症等“神经质症”患者，不适用于有成瘾、暴力或自杀倾向、依赖性强的患者。

第10节 道家认知疗法

道家认知疗法是一种中国本土认知疗法。儒家文化是进取文化，倡导的是积极进取、建功立业，有强烈的社会责任感，而道家讲究的是顺应自然、淡泊名利、超然物外，追求人与自然和谐相处、天人合一的境界。儒、道两家，一阳一阴，一刚一柔，相辅相成。

20世纪90年代初，杨德森教授为开发适合中国人的心理治疗方法，从道德经中汲取了32字——利而不害，为而不争；少私寡欲，知足知止；知和处下，以柔胜刚；清静无为，顺其自然。这32字简称道家心理保健诀。随后，张亚林教授提出了中国道家认知疗法的“ABCDE”技术，建立了中国道家认知疗法可供操作使用的程序。A指诱发性事件（activating events），即应激性事件；B指个体在遇到诱发事件后应运而生的信念（beliefs）或价值系统；C指在特定情境下个体的情绪及行为结果（consequences），主要是心理冲突和应对方式；D指辩论（disputation），即教会患者与不合理信念进行辩论，辩论有发现、辩论和分辨3个部分，在这一步骤中主要采用道家思想的导入让患者对自己价值系统进行思辨，以达到与环境的和谐；E指疗效（effects），即评估与强化疗效。道家理论认为导致患者产生不良情绪及行为的根本原因是患者的价值观，这也是该疗法与其他疗法的最大区别。为了让患者的价值观顺应自然、顺应规律，患者需要不断地品读、回味道家心理保健诀，不断调整自己的价值观，具体操作如下：①评估精神应激因素（A）；②调查价值系统（B）；③分析心理冲突和应对方式（C）；④道家哲学思想的理解和导入（D）；⑤评估与强化疗效（E）。以上D、E步骤可因治疗需要反复多次使用，如果患者愿意，所有步骤均可强化一次。

道家认知疗法具有良好的本土适应性，对有焦虑、抑郁、失眠的心理和心身相关障碍患者疗效较好。治疗的关键在于道家思想的导入，文化程度越低、年龄越小的患者接受起来越困难。

第11节 平衡心理治疗

平衡心理治疗（balancing psychotherapy，BPT）是一种建立在东方哲学体系之上，整合了精神分析、认知疗法、行为疗法、叙事心理治疗及积极心理学等多种心理治疗流派的治疗理念和技术的治疗方法。它运用平衡学相关理论，围绕“度”和“关系”2个核心，来帮助个体实现心身平衡，“不到度，事不成；过了度，事变样”。关系是人与人、事与事、人与事之间互相作用、互相影响的状态。关系中的各方容易发生平衡或不平衡的问题。因此，关系的协调就成为人类行为中的一个重要内容。协调即通过努力使对应关系的各个方面配合适当，或互补，或互利，或双赢，或多赢，至少是互不侵犯。其中，根本的协调是人际关系的协调。

平衡是一个哲学范畴的相对概念，可归纳为“动、变、等、定”4个字。“动”意指平衡不是一潭死水，是动态的；“变”意指当平衡的一边改变时，另一边也会随之改变；“等”意指平衡中得到的和失去的总保持相等；“定”意指保持平衡的特点就是平稳，总保持稳定。其中“动”和“变”是平衡的表现，“等”和“定”是平衡的本质。

BPT治疗的关键是帮助患者平衡好“度”的掌握与关系的协调，实现身与心以及个人、家庭与社会和自然的和谐统一，从容面对生活。

BPT大致包括6个步骤，顺序并非固定不变，可以相互融通、动态调整：①平衡奠基石，即了解患者的基本情况，与患者建立信任关系。②平衡领悟会，即通过解释平衡概念、讲故事（成功案例、哲理故事）、解读平衡箴言等方式，启发患者体验自身情绪变化，领悟自身心理问题的症结所在。③平衡症状析，即剖析失衡原因，提高患者自信。④平衡心得志，即患者需要完成家庭作业，填写平衡反馈单，建立治疗目标，梳理治疗心得，加深自我分析，表达治疗信心。需要注意的是，“目标”一定要切实可行，不宜过高，遵循小步子原则，逐一实现为宜。⑤平衡放松术，包括动静两类，选择因人而异。动态放松术包括太极拳、瑜伽、平衡保健操等；静态放松术包括生物反馈训练、听息、冥想、自我催眠等。⑥平衡互助谈，即团体成员与团体环境之间有着丰富而微妙的动力学互助，成员会塑造自己的社会缩影，会逐个吸纳每个人特有的防御行为。团体互动越自发，社会缩影的发展就越快速、真实，团体成员中主要的问题被引出、讨论、解决的可能性就越大。

BPT的适应证包括心身相关障碍、躯体症状障碍、抑郁障碍、焦虑障碍、失眠症及各类心理问题。BPT对理解力和领悟力较差的来访者实施起来会比较困难。

第12节 悦纳进取疗法

悦纳进取疗法（willing acceptance and commitment therapy，WACT）是邓云龙教授基于心理治疗研究和实践，结合进化、发展、认知等心理学理论及儒、释、道等中国传统文化要义而提出的一种中国特色心理治疗，与基于东方文化的接纳与承诺疗法、正念减压疗法、正念认知疗法和辩证行为疗法等类似，是一种基于正念的心理疗法。

WACT的理论观点：道生一，意指真实和谐是健康之体；一生二，意指悦纳进取是健康之用；二生三，意指痛苦-悦纳-

进取三角理论是WACT的心理病理和治疗模型。痛苦、悦纳、进取相互影响，形成恶性（痛苦产生或增加即心理病理学）或良性（痛苦减少或消除即心理治疗学）循环。“痛苦-悦纳-进取”的治疗学模型即“二生三”。二指悦纳进取之阴阳，三指阴阳（悦纳进取）配合所生之万物，“万物负阴而抱阳，冲气以为和（真实和谐）”。

从现代心理学的角度来看，痛苦-悦纳-进取三角模型包涵了认知治疗ABC理论和条件反射理论建立与消退的过程。当个体感觉痛苦时，基于执念，个体会习惯性通过逃避或控制来应对痛苦，而这种应对实际上是对痛苦的强化；相反，放下执念，悦纳痛苦，反而可以消退这一条件反射，减轻痛苦。事实上，痛苦不过是大脑的记忆，试图通过逃避或控制来消除这种记忆只会激活相关的神经活动，强化痛苦记忆的神经痕迹，而中性的无分别和开放包容、乐意接纳可促使这一神经痕迹退隐。

WACT由四句诀和由该原则指导下的八大步骤构成，恰成“四象八卦”。四句诀即“知己知彼、反应适当、真实和谐、悦纳进取”，既是心理健康的原则，又是心理治疗的要诀。八大步骤首尾相接、环环相扣、各具功能、循序渐进，分别为：①了解自我，认识痛苦；②检讨应对，开放接纳；③觉照无住，活在当下；④明确价值，承诺行动；⑤了解自我、认识痛苦是知己知彼的内涵方略；⑥检讨应对、开放接纳为反应适当的方式、方法；⑦觉照无住、活在当下是真实和谐的修炼之道；⑧明确价值、承诺行动则为悦纳进取的行动指南。

WACT以个体或团体的形式进行，可根据治疗方式和对象不同做相应调整。治疗一般每周进行1个步骤，每次1.0～1.5 h；也可每周2个步骤，每次2.0～3.0 h，1个月后强化1次。可结合线上辅导，检查督促治疗和家庭作业。常用的家庭作业包括正念悦纳功（悦纳静功）、太极悦纳功（悦纳动功）及五指调心术等练习，也包括书写保健志。

WACT对多种心理疾病、心身相关障碍（如焦虑、抑郁、睡眠、慢性疼痛等）均有治疗作用，同时对心身疾病（如癌症、高血压、糖尿病、冠心病等）也有辅助治疗效果，并且具有较好的本土文化适应性。

第13节 团体心理治疗

团体是两个或两个以上的个体通过彼此互动、互相影响而形成的个人集合体。人类的生活、工作和娱乐都在各种不同的社会团体中进行，许多情绪上的问题都可能与团体中的不良人-我关系所带来的经验有关。

团体心理治疗是将心理治疗原理应用于一组人中，通过团体成员的相互影响而达到治疗目的的心理治疗方法。相对于个别心理治疗，团体治疗具有省时、省力的特点，且团体中成员间的相互影响可起到积极的治疗作用。团体疗法分活动团体、支持性团体、问题导向团体、动力性团体等。

一个有意义或有功能的团体必须具备4个要素：第一，有一定规模，即2个以上的人组成；第二，彼此有共识，即有共同的目标、理想、兴趣及价值，共识越强，团体凝聚力就越大；第三，互相影响，即成员有互动，团体成员间的正向互动（如彼此关心、支持、鼓励等）越多，这个团体越健康、越有活力；第四，形成规范，即通过共识和互动，形成团体规范，且为大家所遵守。

团体一般由8～15个具有相同或不同问题的治疗对象（成员）和1～2名治疗者（领导者）组成。每次时间1.5～2.0 h，一般每周1次。治疗次数可根据具体情况而定。团体治疗可以在任何场所举行，前提条件是这些场所能保证成员活动的隐私和自由。

在治疗中，最佳的形式是团体自由、自然、自发的互动。但是，这样的形式绝不是自然而然地产生，而是需要领导者主动地塑造团体氛围。领导者应该首先确定是开放式还是封闭式。一个封闭式团体一旦开始治疗（除非刚进行2～3次），就不再接受新的成员，并且按照规定的次数进行。大多数封闭式团体治疗是短程的，每周1次，一般持续6个月或更短时间。有些封闭式团体治疗为期6个月，到期后团体成员可以评估自身进展情况，而后决定是否继续参加另外6个月的治疗。

团体治疗过程一般包括5个阶段：①团体准备阶段，主要是对成员进行个别访谈，了解其心理状况，介绍团体治疗并取得该成员的知情同意；②初创阶段，主要是建立关系，营造氛围；③过渡阶段，要进一步建立关系，探索问题，建立治疗目标；④工作阶段，即运用心理治疗方法（包括团体的作用）进行治疗的阶段；⑤结束阶段，包括回顾治疗过程、交流评估疗效、分享感受收获、结束治疗、回归社会等事项。

团体疗法适应于神经症、心身相关障碍等患者，也适用于医院、学校、企业、军队、监狱等不同需要的人群。严重心理障碍者、对人际接触过敏（如社交恐惧症）者、症状不便在团体中暴露者、对他人有过强控制者等不适合团体疗法。

第14节　危机干预

危机是指个人和群体无法利用现有的资源和应对方法加以处理的突发事件或遭遇。心理危机是指由于危机事件引起个人的情感、认知和行为方面的功能失调，个人感到痛苦、不安、绝望、冷漠、焦虑，常伴有心慌、出汗等自主神经功能紊乱症状及行为异常。心理危机干预是指帮助处于危机中的人弄清问题实质、重建信心、发挥自己的能力和潜能、恢复心理平衡并得到成长的过程。有3种理论能较好地解释危机事件，分别为基本危机理论、扩展危机理论和应用危机理论。

危机干预的常用技术：①支持性技术，主要包括倾听、共情、建立良好的咨询关系等；②专业干预技术，包括稳定化技术、创伤聚焦的认知行为治疗（trauma-focused cognitive-behavioral therapy，TF-CBT）和心理急救技术。心理急救技术又包括8个核心要素：①接触受害者并承诺协助；②保证受害者的安全与舒适；③如有需要，协助受害者稳定情绪；④收集并整理相关信息；⑤提供实用性的援助；⑥协助受害者与家人、朋友或其他社会支持系统建立联系；⑦促进受害者有效应对危机，减少适应不良；⑧协助受害者与协同服务机构建立联系，以便目前或将来所需时使用。此外，治疗师还可使用眼动脱敏与再加工（eye movement desensitization and reprocessing，EMDR）、紧急事件应急晤谈（critical incident stress debriefing，CISD）、虚拟现实技术等方法提供心理干预服务。

危机干预的实施程序主要包括问题或危机评估、制订干预计划、治疗性干预及危机的解决与随访。一般经过4～6周的危机干预，绝大多数求助者会度过危机，这时应及时中断治疗，以减少求助者的依赖性。这时，要注意强化求助者新习得的应对方式，鼓励其在实际生活中应用。

危机干预适用于当事人新近处于有特定原因的紧急情况下，同时伴有严重的焦虑、恐慌、悲哀、抑郁反应，心理功能失衡或受抑制。危机干预常用于灾难的受害者、目击者、家属及救援人员，禁用于伴有精神病性症状的兴奋、躁动、激越及较显著意识障碍的患者。

对于心理创伤急性期和慢性期的危机干预方法，循证医学对TF-CBT和EMDR均持肯定意见且极为推荐，但这2种治疗方法必须由受过训练的专业人员来实施。虽然心理急救技术还未有充足的循证医学为依据，研究人员对CISD的疗效评价也多不一致，但目前心理急救技术和CISD在国内使用较多，且临床评价也较正性。

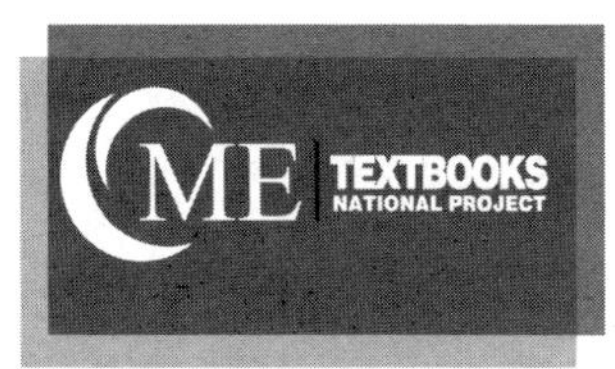

物理治疗

第4章

王玉平　王红星　杜向东　林　华
林一聪　刘爱华

第1节　生物反馈疗法

一、概　　念

生物反馈疗法是行为疗法的一种，其理论源于学习理论（learning theory）。生物反馈技术是利用电子仪器准确监测不易被个体（受试者）觉察到的神经-肌肉及自主神经系统的正常和异常活动状况，即记录与个体（受试者）生理和心理过程相关的生物学信息（如脑电、肌电、皮电、皮温、心率变异性、血压、呼吸等），对这些信息加以处理和放大，及时转换成视觉、听觉或其他感官信号并反馈给受试者，受试者再通过相应训练，学会在一定范围内有意识地调控自身心理生理活动，以达到调整机体功能和治疗某些疾病为目的的自我调节技术。

二、训练参数

生物反馈疗法的训练参数包括脑电、肌电、皮温、皮电、心率变异性、呼吸、脉搏等。其中，脑电参数包括θ波（4～8 Hz）、α波（8～12 Hz）、SMR波（13～15 Hz）、β波（15～30 Hz）、γ波（＞30 Hz）等。θ波活动通常代表一种更像白日梦般的心理状态，代表清醒与睡眠之间的朦胧区；α波活动通常与放松状态相关联，代表大脑放空，处于放松和等待应答的状态；SMR波（感觉运动节律）与放松状态下注意力集中有关；β波活动与精神、智力活动及向外集中的注意力相关，是一个警觉状态；γ波活动与强烈关注的注意力有关，可帮助大脑处理来自不同区域的信息并将这些信息结合在一起。

三、训练靶点及注意事项

脑电反馈依据国际脑电10-20分类法，对不同的受试者选取不同的部位进行。通常选取Cz作为脑电训练的核心靶点。在典型训练中，可将1个或多个电极放置在头皮上，而1个或2个电极通常放置在耳垂上。肌电反馈一般选择需要放松的肌肉，常用前额肌电、颈部肌电等。皮温、皮电反馈一般将传感器连接受试者的环指和中指。呼吸、心率反馈要使用胸带。

生物反馈训练的注意事项：①在生物反馈治疗前，必须由临床心理医师或已掌握本技术的其他医师，对患者的神经系统、疾病性质、病残情况及可能恢复的程度作全面评估，并对患者进行心理咨询后方可治疗。②治疗环境要安静，室内温度保持在20 ℃左右，让患者处于舒适体位，排除一切生理和心理的紧张情绪。良好的心境与和谐的医患关系可提高治疗效果。③患者须积极主动配合治疗，对治疗抱有必胜信心，治疗者应要求患者根据自身的意念、感觉及想象主动进行训练，通过仪器的反馈信号学会自我控制的能力。④告知患者在开始治疗时不要操之过急，绝不可持一种与仪器竞争或抗衡的心理状态，要逐步对照反馈信号，体验自身的意念和身体感觉，通过不断地扩大这些效果达到预期的治疗目的。⑤患者在治疗室接受治疗后，需坚持家庭训练以巩固疗效，每天2次（早、晚各1次）。⑥一般每20～40次为1个疗程，必要时可适当增加。⑦治疗者应耐心、热情，与患者建立友好的医患关系。每次治疗结束时，治疗者应与患者讨论治疗中的体验及疗效，鼓励患者树立战胜疾病的勇气和信心，这对提高治疗效果有积极作用。

四、适　应　证

应用心理生理学和生物反馈协会（Association for Applied Psychophysiology and Biofeedback，AAPB）和国际神经反馈与研究学会（International Society for Neurofeedback and Research，ISNR）建立了一个联合工作小组，专门研究生物反馈实践的有效性标准，并对生物反馈的有效性按照研究等级进行分级，依据证据水平将其有效性由高到低分为5级：5级代表明确有效且有特异性；4级代表有效；3级代表可能有效；2级代表或许有效；1级代表无实践基础。2008年该小组对这一分级进行了补充，表4-1-1列出了生物反馈训练目前适用的临床障碍及其对应的有效性分级。

表 4-1-1 生物反馈训练针对不同临床障碍的有效性分级

有效性分级	临床障碍
5级	女性尿失禁
4级	焦虑、注意缺陷多动障碍、慢性疼痛、成人便秘、癫痫、成人头痛、高血压、晕动病、雷诺病、颞下颌关节紊乱
3级	酒精/物质滥用、关节炎、糖尿病、大便失禁、儿童头痛、失眠、创伤性脑损伤、男性尿失禁、外阴前庭炎
2级	哮喘、孤独症、贝尔氏麻痹、脑瘫、慢性阻塞性肺疾病、冠状动脉疾病、囊性纤维化病、抑郁障碍、勃起功能障碍、纤维肌痛/慢性疲劳综合征、手部肌张力障碍、肠易激综合征、创伤后应激障碍、重复性劳损、呼吸衰竭机械通气、脑卒中、耳鸣、儿童尿失禁
1级	进食障碍、免疫功能、脊髓损伤、晕厥

五、不良反应

生物反馈疗法一般无明显不良反应，安全性高。个别受试者在神经反馈训练中会有轻微不良反应，表现为疲劳、头痛、烦躁或易怒，出现此类情况时，要注意该受试者是否为训练时间过长所致，大多数此类不适在训练后的短时间内发生，通过改变训练方案通常可以很快消除这种不适。

需要注意的是，生物反馈训练的方案大部分为“个体化方案”，不同的方案具有不同的治疗效果。若训练方案选择不当或训练不是由经过专门培训的治疗师进行，则可能导致训练无效或出现不良反应，如使癫痫、注意缺陷多动障碍（attention deficit hyperactivity disorders，ADHD）等病情恶化。

第2节 重复经颅磁刺激治疗

一、概 念

重复经颅磁刺激（repetitive transcranial magnetic stimulation，rTMS）可以调控大脑皮质兴奋性，高频rTMS（≥5 Hz）产生兴奋作用，低频rTMS（≤1 Hz）发挥抑制作用。经颅磁刺激是Barker于1985年首创的一种作用于大脑皮质的非侵入性技术，具有无痛、无创等优点。现已证实高频rTMS刺激可以产生抗抑郁作用，美国食品药品监督管理局（Food and Drug Administration,FDA）于2008年批准rTMS用于治疗难治性抑郁症（treatment-resistant depression，TRD）。通常将接受2种或2种以上不同作用机制的抗抑郁药足量、足疗程治疗后疗效仍不佳者，定义为TRD。常用的治疗抑郁症的方法是药物治疗，但约30%的抑郁障碍患者对药物治疗反应较差或难以耐受。

二、治疗抑郁症和（或）难治性抑郁症的参数

（一）刺激部位

1. 背外侧前额叶（the dorsolateral prefrontal cortex，DLPFC），定位部位为拇短展肌对应的皮质最大刺激点向前移5cm。

2. 上述部位或在上述部位的基础上向前调整1 cm，为改良的定位靶点。

（二）刺激频率

1．高频（5～20 Hz，特别是10 Hz、20 Hz）刺激左侧DLPFC，大量证据证实有效。

2．低频（1 Hz）刺激右侧DLPFC，证据证实有效。

3．高频刺激左侧DLPFC与低频刺激右侧DLPFC在治疗抑郁症的疗效上可能无明显差异。

4．高频刺激左侧DLPFC，患者反应差时，可以考虑低频刺激右侧DLPFC。

（三）刺激强度

1．常用强度为80%～110%运动阈值（motion threshold，MT），有时可高达120%。

2．通常认为较高强度rTMS的治疗效果优于低强度rTMS。

（四）刺激线圈

1．常用8字线圈。

2．H线圈可以刺激更深、更大范围的脑区，被证实可有效治疗抑郁症。

（五）刺激疗程

1．每天脉冲数＞1000时效果较好，每天1200～1500个脉冲数的治疗效果最佳；低频刺激右侧时，每天脉冲数＞1200效果较好；刺激次数较多易取得较好的疗效，20次刺激的疗效较好；4～6周为比较合适的疗程。

2．对rTMS治疗有效的患者进行维持期治疗有助于巩固疗效、延迟复发，平均每周刺激1～2次较为合适，每次刺激参数与急性治疗期一致。

3. 对于rTMS治疗反应差或反应慢的患者可适当增加1～4周治疗时间。

三、适 应 证

rTMS适用于重型抑郁障碍、药物不耐受、TRD、不愿接受抗抑郁药治疗的抑郁症患者，推荐等级如下：①抑郁发作急性期；②先前rTMS治疗已取得满意疗效，当下复发时；③急性期rTMS治疗有效后的维持治疗或巩固治疗；④急性期rTMS治疗症状缓解后，抑郁症状复燃时。此外，rTMS联合抗抑郁药治疗有助于提高疗效、减少复发率。

rTMS可治疗帕金森综合征合并抑郁症。Brys等对帕金森综合征合并抑郁症患者进行的随机对照双盲试验却发现，高频rTMS刺激DLPFC不能改善帕金森综合征患者的抑郁状况。另外，rTMS还可治疗抑郁症合并焦虑。

四、不良反应

rTMS的常见不良反应如下：①诱发癫痫，为最严重的不良反应，在高频刺激时可能诱发，但比较罕见，其发生率远低于诸多抗抑郁药，因此，应严格遵照安全指南进行操作以降低风险；②局部疼痛和不适，为最常见的不良反应，但多数患者可耐受，极少数患者因此而退出治疗；③听觉障碍，轻微、可逆。

第3节 经颅直流电刺激治疗

一、概　念

经颅直流电刺激（transcranial direct current stimulation，tDCS）是一种无创脑刺激技术，通过对放置在头皮的一对电极片（分别为阳极和阴极）施加恒定的微电流，以改变大脑皮质兴奋性，从而调控大脑功能。早在1964年，直流电首先应用于麻醉大鼠，被证实能够调节感觉运动皮质的神经元活性和皮质兴奋性，并且这种作用与电极的极性和持续时间有关。数年后，tDCS在健康人群和精神科疾病患者中又进一步被证实能够产生生理效应。此后，由于缺乏相关研究技术，tDCS研究沉寂了数十年。直到20年前，tDCS又重新成为研究热点，研究者们开始系统地进行tDCS的临床和电生理机制研究。2017年，国际临床电生理联盟发表了tDCS的治疗指南。

二、经颅直流电刺激的治疗参数

（一）电流强度和电流密度

tDCS的电流强度多在1～2 mA。为保证治疗的安全性，电流密度应限定在0.029～0.142 mA/cm^2，电荷密度最大不超过40 μC/cm^2。

（二）治疗持续时间

国内外各种研究中，tDCS的治疗持续时间为6～30 min。一般认为，治疗时间越长，长期效应越持久，其具体关系仍需进一步探究。

（三）疗程

tDCS疗效存在疗程依赖性，短期治疗得到缓解后应继续进行巩固治疗。Martin等发现tDCS维持治疗的频率由每周1次改为每2周1次，抑郁障碍的复发率由16%增加至49%。Valiengo等将维持治疗的频率由每2周1次改为每1个月1次后，抑郁障碍的复发率由40%增加至53%。药物难治患者的复发风险更高，需要更积极的巩固治疗。

（四）电极片材质和面积

tDCS治疗最常用的是一对包埋着海绵层的金属或导电橡胶组成的电极片，在治疗时需要用生理盐水充分浸润海绵以减少头皮和电极片之间的阻抗。除此之外，还可以选择包埋明胶层的导电橡胶组成的电极片。电极片的面积通常在25～35 cm^2，绝大多数采用35 cm^2。电极片大小、形状、位置能够影响电场的分布。

综上所述，影响tDCS疗效的因素涉及电流强度、刺激时长、电极片规格等。因此，在应用tDCS治疗心身相关障碍之前，必须充分考虑上述诸多因素，并依据特定疾病种类和临床特征设计治疗参数。

三、经颅直流电刺激的治疗靶点

通常tDCS治疗靶点以DLPFC、颞叶新皮质、顶叶皮质为主，一般依据国际10～20系统进行电极放置。电极的位置决定了电流的空间分布和电流方向，从而在很大程度上决定了tDCS的疗效。一对电极片中某一电极位置发生改变，也会产生不同的疗效。不同疾病类型及临床状态应选择不同的刺激靶点。

四、适 应 证

神经可塑性和皮质兴奋性的改变是心身相关障碍的重要病理生理状态，因此，tDCS作为神经调控的无创技术，能够纠正病理性神经可塑性和皮质兴奋性，使其恢复正常。2017年国际临床电生理联盟发表了tDCS的治疗指南，具体推荐如下。

（一）抑郁症

1. B级证据（很可能有效） 阳极置于左侧DLPFC，阴极置于右眶额，至少10次治疗，每次2 mA，每次20 ～ 30 min，适用于无耐药、无药物治疗或非药物治疗的重度抑郁症患者。

2. B级证据（很可能无效） 治疗参数同上，适用于有耐药的抑郁症患者。

3. 尚未形成推荐 阳极置于左侧DLPFC，阴极置于右侧DLPFC。

（二）物质成瘾/渴求

B级证据（很可能有效）：阳极置于右侧DLPFC，阴极置于左侧DLPFC，至少5次治疗，每次2 mA，每次20 min。

（三）耳鸣

B级证据（很可能无效）：阴极置于左颞顶叶皮质。

（四）精神分裂症

尚未形成推荐：阳极置于左侧DLPFC，阴极置于左颞顶叶；阳极置于左侧DLPFC，阴极置于右侧眶额。

（五）其他

强迫症、创伤后应激障碍、自闭症、注意缺陷多动障碍等尚未形成推荐。

五、不良反应

tDCS作为调节大脑皮质神经元活动的一项无创技术，具有较高的安全性。在治疗过程中，患者可能出现轻度刺痛、瘙痒或疲劳感，治疗后可能出现头痛、恶心等症状，但这些症状一般并不严重，多为一过性。有研究报道，tDCS治疗后患者出现皮肤灼伤，这可能是由于海绵电极片中的生理盐水减少后引起皮肤局部温度升高所致。还有研究报道，抑郁症患者在接受治疗时出现轻躁狂，这是tDCS治疗抑郁症最严重的不良反应，但其发生率很低。tDCS阳极刺激皮质可引起神经元静息膜电位去极化，因其不产生动作电位，故引起癫痫的可能性很小。

第4节　迷走神经刺激治疗

一、概　　念

迷走神经刺激（vagus nerve stimulation，VNS）治疗是一种有创治疗方法。1985年，Zabara首次提出VNS治疗难治性癫痫。1997年，由休斯敦公司生产的刺激器——神经刺激系统（neuro-cybernetic prosthesis system，NCP）治疗12岁以上部分性癫痫患者得到美国FDA批准。2001年加拿大及欧洲批准应用VNS治疗癫痫。

二、治疗参数

VNS装置的参数包括电流、频率、脉宽，以及刺激时间和间歇时间。

最常用的刺激参数是频率20 ～ 30 Hz，脉宽250 ～ 500 μs，刺激时间30 s，间歇时间3 ～ 5 min。通常刺激时间为开机30 s、间歇5 min，信号频率为20 ～ 30 Hz，脉宽为250 ～ 1000 μs，脉冲发生器输出电流从0.25 mA逐渐调整至1.0 ～ 1.5 mA，但不超过3.0 mA。当患者感觉到有先兆发作或发作频繁时，可立即启用磁铁（体外调控装置）以及时终止发作。在一定范围内，不同患者对不同组合的参数反应不同，临床医师应寻找最佳参数以获得最大疗效及最小不良反应。目前最新的106型VNS（发作感应型）装置的特点是当患者能感受到癫痫发作的先兆、伴有心率增加甚至癫痫发作时，该装置具有自动刺激的特点。这种装置的禁忌证是患者接受了迷走神经切断术或者伴有心动过速，而且不能应用于使用心脏起搏器、除颤器及β受体阻滞剂的患者。

三、治疗靶点

该治疗方法的刺激部位为迷走神经，从脑部发出经过颈部时的节段。

四、适 应 证

（一）癫痫

2014年美国神经病学学会（American Academy of Neurology，AAN）关于VNS的建议：推荐VNS作为一种可以与新型抗癫痫药比拟的安全可靠的治疗方法，具体如下。

1. 对于儿童药物难治性癫痫（包括部分性和全面性发作），如明确患儿不符合癫痫手术适应证，可以考虑将VNS作为可能有效的替代治疗手段。

2. VNS对部分患者可以起到改善情绪、控制抑郁发作等额外治疗作用。

3. VNS产生的治疗效果可以获得较长时期的维持，由此可弥补药物治疗存在“蜜月期效应”的缺陷。

4. 有关VNS设备参数调整方面，目前还没有最佳参数设置推荐，但暂不推荐高速循环的设置模式。

5. 如在患者出现癫痫先兆的早期即应用VNS设备进行相关磁刺激干预，可能会有效阻止后期癫痫发作的进程。

6. 有报道指出VNS治疗可能会减少癫痫猝死（sudden unexpected death in epilepsy，SUDEP）的发生率，特别对合并睡眠呼吸暂停的个体，可推荐VNS作为辅助治疗手段。

7. 对于儿童患者，接受VNS治疗可能较成人易出现伤口感染的风险。

8. VNS可作为儿童难治性癫痫及伦诺克斯-加斯托综合征等癫痫性脑病的治疗选择，具体适应证：①患者年龄通常在12～60岁；②局灶性发作或部分性发作继发全身性发作；③使用1～3种抗癫痫药物进行正规治疗但未能有效控制病情；④多发病灶或病灶定位不确定。但随着该技术的逐步推广及成熟，VNS适应证有逐步放宽的倾向。除具有抗癫痫作用外，VNS目前还被用于情绪控制、祛痛止痒，以及强迫症、创伤后应激障碍、慢性梅尼埃病、早老性痴呆、焦虑症等的治疗，甚至可用于减肥。

（二）难治性抑郁症

2001年加拿大及欧洲批准VNS用于药物难治性抑郁症的治疗，美国FDA于2005年也通过了此项认证。VNS可选择性应用于慢性或复发性难治性抑郁症（患者＞18岁、抑郁发作时使用4种或4种以上常规抗抑郁药治疗效果不满意）的长期辅助治疗。

五、不良反应

VNS的不良反应常见于高强度刺激，包括声音改变或嘶哑（19%～64%）、咽喉疼痛或咽炎、咳嗽、呼吸困难（2%～19%）、感觉异常或迟钝、头痛，少数患者可有消化不良、恶心、呕吐、耳鸣、呃逆等，随着时间的推移，患者可逐渐适应不良反应。

如果发生不良反应，一般通过减低输出电流和（或）脉宽可得到缓解，刺激伴随的心动过缓、永久性声带麻痹及吞咽困难的发生率不到1%。

六、迷走神经刺激的解剖及硬件组成

（一）解剖

迷走神经起源于脑干，行经颈部到达胸、腹部，可影响机体的许多功能，包括言语、吞咽、心率、消化等。迷走神经左右各一，基于右侧迷走神经参与支配窦房结，刺激其有可能引发心律失常，因而临床上通常采用刺激左侧颈迷走神经干的方法。

（二）刺激器硬件组成

美国Cyberonics公司生产的迷走神经刺激系统包括刺激脉冲

发生器、刺激电极和延长线，体外的神经调控装置包括体外参数程控仪和磁铁等。刺激脉冲发生器埋置于左胸皮下，刺激电极与左侧颈部迷走神经主干相连。通常于VNS植入手术后2周开机，刺激参数根据患者的疗效及耐受程度进行体外程控，分次调试参数。

七、难治性癫痫的疗效分级

Hugh等在Engel分级（一种用于评价外科治疗癫痫的效果分级）的基础上提出了更适合VNS的新分级方式。

（一）I级

应用VNS治疗后，癫痫发作减少80%～100%。

1. IA　发作时和发作后的症状严重程度有所改善。

2. IB　发作时和发作后的症状严重程度没有改善。

（二）II级

应用VNS治疗后，癫痫发作减少50%～79%。

1. IIA　发作时和发作后的症状严重程度有所改善。

2. IIB　发作时和发作后的症状严重程度没有改善。

（三）III级

应用VNS治疗后，癫痫发作减少＜50%。

1. IIIA　发作时和发作后的症状严重程度有所改善。

2. IIIB　发作时和发作后的症状严重程度没有改善。

（四）IV级

应用VNS治疗，只有用磁体装置时症状才有所减轻。

（五）V级

应用VNS治疗后，症状严重程度没有任何改善。

第5节　经颅交流电刺激治疗

一、概　　念

经颅交流电刺激（transcranial alternating current stimulation，tACS）是一种在头皮施加交流电流的非侵入性神经电刺激技术，通过对大脑皮质交流电活动的同步化和去同步化直接调节大脑皮质的兴奋性。tACS具有无创、易操作、低成本、较安全及长效等特点，因此具有巨大的发展潜力。

二、治疗参数和靶点

tACS的治疗参数和靶点可决定其诱导效应的方向和持续时间，其主要治疗参数包括电极位置、刺激频率、电流强度及刺激相位等。

1. 电极位置　通常根据治疗靶点和10～20电极放置系统来定位电极的位置。最近有研究指出，考虑到患者的个体差异，建议使用MRI扫描以进一步确定电极的精确位置。

2. 刺激频率　频率是影响tACS诱导效应的重要参数之一。对于单一频率的tACS，目前已有tACS（0～5 kHz）脑可塑性研究的试验数据及tACS（200 Hz）肿瘤治疗的试验数据。此外，频率间的任何组合都是有可能的，经颅随机噪声刺激就是一种特殊类型的tACS。

3. 电流强度　tACS的诱导效应是依赖刺激强度的。已有研究表明，在140 Hz固定频率刺激下，0.2 mA的电流强度不产生诱导效应，0.4 mA的电流强度则导致抑制效应，0.6 mA和0.8 mA的电流强度未产生明显影响，1.0 mA的电流强度可使振幅增加。

4. 刺激相位 tACS的效应除了取决于刺激频率和电流强度外，还与刺激相位密切有关。研究表明，在活跃的神经元网络中，弱电场可以诱导神经元群使其放电速率产生小而一致的变化，并且这种变化可以通过大脑激活网络不断放大。

三、适　应　证

tACS的适应证主要有以下10个方面：①帕金森病。可使用特定频率的tACS来减轻帕金森病的运动症状。②慢性疼痛。③双相情感障碍。④失眠。⑤精神分裂症，尤其是阴性症状。⑥复发的脑胶质瘤。高频率连续200 kHz的tACS可有效抑制难治性肿瘤的生长（在有丝分裂期间破坏肿瘤细胞）。⑦视神经损害。将刺激参数调整到使个体产生光幻视的阈值，可作为治疗视神经损害的一种辅助方法。⑧卒中康复。tACS可应用于脑血管疾病、创伤性脑损伤或行颅脑减压手术患者的康复治疗，以助于改善患者的运动能力和认知功能。⑨阿尔茨海默病。tACS可通过平衡大脑功能区间的交流电活动来治疗阿尔茨海默病。⑩焦虑障碍。研究表明，3～6周的tACS（0.5 Hz，0.3 mA）治疗可显著降低焦虑障碍患者的焦虑程度。

四、不良反应

在tACS临床试验中尚未出现需要终止刺激或者需要药物干预的紧急情况，以下列举已被报道的tACS不良反应：①刺激时和刺激后电极下的轻微瘙痒、刺痛、烧灼感；②刺激时和刺激后轻至中度的头痛；③电极下的皮肤损伤；④闪光感；⑤少数受试者出现情绪转换；⑥治疗后恶心感，极少出现；⑦左前额皮质的θ波，表明tACS有增加冒险行为的可能。

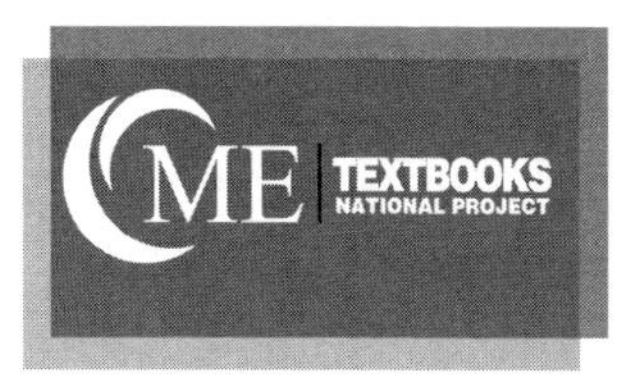

药物治疗

第5章

沈鑫华　王高华　何燕玲　邹　涛
孙　华　方建群　熊　鹏　袁勇贵

第1节　概　　述

基于生物-心理-社会医学模式，心身相关障碍需要多元化治疗。其中，心理社会干预尤其是医患关系的建立，在心身相关障碍的治疗中至关重要，但是药物治疗也是不可或缺的治疗手段。恰当的药物治疗，有利于良好医患关系的建立，也有利于心理治疗的进行，如能结合心理生理治疗则会收到更好的疗效。

心身相关障碍的药物治疗，涉及对患者躯体症状和躯体疾病的治疗，以及对患者精神症状的治疗，这两部分相辅相成。本章主要侧重精神症状的药物治疗，躯体症状和躯体疾病的治疗可参照相关疾病的专科治疗。

一、药物治疗的原则

1. 心身同治、心理治疗与药物治疗并重　同时治疗躯体症状、躯体疾病以及精神症状和精神障碍。心身相关障碍的症状表现在躯体方面，而在病因方面都有心理因素的存在，也常常存在抑郁、焦虑、物质滥用、创伤后应激障碍等精神症状，或者共患精神障碍，因此，心身必须同治。

2. 对症治疗与对因治疗相结合 对症治疗既可以缓解躯体症状，也可以缓解精神症状。使用药物控制症状，有利于树立患者信心，维护医患关系，在此基础上开展针对病因的心理治疗将会事半功倍。

3. 充分评估和监测 在临床评估和诊断时，首先应判断患者的躯体症状为原发还是继发，如果为原发，应判断患者是否同时存在抑郁障碍、焦虑障碍或其他精神障碍。对患者的疾病诊断、症状、特点、治疗，以及影响药物治疗的躯体状况、患者的主观感受、社会功能、生活质量、经济负担能力等进行充分的评估。另外，还要定期评测药物相关实验室检查指标和精神科相关量表，并动态监测药物的疗效和安全性。

4. 确定药物治疗时机及轻重缓急 对于急性发病且躯体症状严重的患者，须以生理救治为先，以防病情进一步恶化而对躯体造成严重损坏。而对于更年期综合征、心肌桥等疾病患者，因其症状呈慢性化，且心理因素的作用更强，因此，在适当药物治疗的同时，应强化心理和行为指导。对于需要但暂时不愿接受精神科药物治疗的患者，应视病情轻重暂缓治疗，随访监测，同时采用其他治疗方法，或者建议患者尽早开始药物治疗。

5. 个体化合理用药 个体化合理用药需要考虑以下4个方面：①不同年龄的代谢差异、药物疗效和不良反应的性别差异、患者是否处于孕产期等生物学因素；②主要症状与合并症状、有无共病、病情严重程度等疾病特征；③既往治疗药物、治疗反应、患者耐受性、非精神科治疗用药及可能存在的药物交互作用等治疗相关情况；④患者自身对药物治疗的态度、对治疗药物的偏好、药物费用及职业功能要求等心理社会因素。

此外，除非出现其他情况，建议医师的处方中有治疗适应证的相关药物。心身相关障碍的精神症状以焦虑、抑郁、失眠多见，因此，抗抑郁药、抗焦虑药和催眠药最为常用。

6. 单一用药和联合用药 抗抑郁药和抗焦虑药原则上应尽可能单一使用，如患者伴有睡眠障碍、精神病性症状时可联合使用催眠药和抗精神病药。心身相关障碍患者常具有症状多样、涉及多个系统及可变性大的特点，加之患者对治疗过度关注及“自我医疗”倾向，应特别注意防止患者出现多药混用的情况。

7. 确定起始剂量及调整剂量 根据患者对药物的耐受性评估，选择合适的起始剂量。多数情况下药物在1～2周达到有效剂量，后续应根据疗效、不良反应及耐受性评估，决定是否需要增加至足量（说明书规定的剂量上限）。躯体状况严重者和对药物特别敏感者，宜从小剂量开始，加量要放缓。

8. 换药与停药 鉴于心身相关障碍的发生和发展均与心理社会因素相关，精神药物治疗的效果也与潜在的心理社会因素是否得到缓解及心理治疗是否有效相关。药物治疗起效后，如果疾病相关的心理社会因素持续存在，药物疗效需要较长时期来维持。如果存在残留症状，不建议停药。如果精神症状消失后，心理社会因素也得以缓解，则可按照常规治疗方式，维持数月至1年，逐渐减、停药物。停药后，可继续行认知行为治疗，以防复发。

患者在停药前应征求医师意见。在停止治疗2个月内复发风险最高，需要加强随访，一旦观察到停药反应或复发迹象，轻者应密切监测，重者应考虑重新给予药物治疗（或者给予同一类长半衰期药物处方），后逐渐减药，并密切监测患者情况。

心身相关障碍患者的治疗耐受性通常比较差，表现为急不可待和对不良反应过于敏感，并且擅长自我解读，想象自己的症状、药物作用及不良反应，常常不等药物起效便想加用辅助用药，或者换其他药物，或者停药。此时，应特别注意防止患者频繁换药，不要为患者的想法左右，保证足够的有效剂量及全程治疗剂量。

9. 建立良好医患关系、加强宣教 对所有准备接受抗抑郁药治疗的患者，在开始治疗前，应要让患者知情药物的起效时间、疗程、可能的不良反应（如治疗初期可能会加重焦虑症状），以及需要遵医嘱服药等。还应告知患者如果突然停药可能出现停药反应，若有需要，应让患者签署书面知情同意书。

二、药物治疗中的非特异性因素

1. 安慰剂效应 心身相关障碍患者容易受暗示，因而出现在这类患者中的安慰剂效应比较常见，可高达20%～30%。如果能得到良好医患关系的支撑及宣教的影响，活性药物的疗效可以增强。

2. 治疗依从性 影响治疗依从性的因素有很多，包括患者自身的心理行为特征、来自周围和社会环境的影响、疾病特征、患者的认知功能及治疗相关因素（如药物的疗效、不良反应、可获得性、费用）等。

心身相关障碍患者通常对药物的关注度较高，尤其对不良反应比较敏感。在治疗依从性方面，除少服、漏服问题外，还有擅自增加药物种类和剂量的问题。因此，可通过合理调整治疗方案、加强宣教、分析患者不依从的原因等针对性措施，鼓励患者投入具体的治疗中以改善其依从性。此外，联合心理治疗也可以提高患者的治疗依从性。

3. 医患关系 医患关系具有治疗作用，也是医师勤勉行医和承诺担当的基本元素。没有哪类精神疾病比心身相关障碍，尤其是躯体形式障碍患者更需要强调医师与患者之间的治疗关系和治疗结构。

三、药物选择的注意事项

1. 遵循药物选择的基本原则 心身医学所面临的往往是多种症状/疾病并存的问题，其诊疗过程是一个多学科参与的过程，因此，在药物选择过程中的首要原则是要从整体出发，充分参考多学科意见。在制订治疗意见时要充分与患者沟通，尊重患者对自身躯体症状的重视，切记良好的医患关系和患者依从性才是心身相关障碍治疗的基础。关于各种药物的作用特点以及如何依据患者的症状和诊断选择用药，可参照相关章节内容，在此不作重复介绍。

2. 关注影响药物有效性的因素 在使用任何药物治疗前，都要考虑患者的种族、年龄、性别、地域、特殊阶段（妊娠期、哺乳期等）、环境变化需求、社会支持系统等因素。这些因素虽然不具有临床特异性，但对个性化治疗影响很大，因此，应充分了解此类相关资料，对建立良好医患关系有非常好的帮助。治疗过程中对这些内容的重视也体现了心身医学整体诊疗的特点。

在药效学方面，由于心身相关障碍患者往往多种症状/疾病并存，而且疗程相对较长，因此，药物治疗既要考虑所选药物的有效性（适应证），又要考虑各种药物的效能、半衰期、相互作用及代谢相互影响等多种因素。

在药代动力学方面，药物的代谢途径主要通过肝细胞色素P450（cytochrome P450，CYP450）酶代谢。CYP450酶存在多态性现象，其多态性的临床意义依多种因素而定，如是否母药、代谢物或两者均具有活性，其效价如何，等等。另外，CYP450酶代谢途径是否存在饱和现象，是否存在其他消除途径，是否存在药物治疗指数等其他影响因素，这些都是需要考虑的因素。

3. 注意药物不良反应 在心身相关障碍患者需要使用精神科药物时，对其不良反应的重视程度应摆在重要地位，原因有两点：一是这部分患者往往以躯体症状为就诊的主要主诉，如果药物带来额外的躯体不良反应，则会明显影响患者的依从性；二是药物不良反应可能会与患者的躯体疾病损害相叠加，从而造成预料之外的影响。必要时可请临床药师参与制订相关治疗方案。

4. 考虑患者的用药选择偏好 目前在临床诊疗过程中提倡医患“共同决策”，即把患者对疾病、诊疗方式的认识及接受能力放到治疗决策的考虑范围内。从药物选择来说，由于目前信息获得渠道非常丰富，患者对药物疗效、不良反应等的知识与以往相比有了更深入的了解，因此，应充分重视患者的担心、疑问及意见，尤其是对心身相关障碍患者，其焦虑、抑郁的病情特点会导致治疗依从性较差，应让患者参与到用药决策过程中，以降低不必要的治疗中断。但在用药过程中要想做到既重视患者意见又坚持科学依据，需要强调个性化特点，单纯的医师决策与过分迁就患者的意见，都是不合适的。

5. 药物联用现象 由于心身相关障碍的治疗往往已经涉及多系统药物，因此，在治疗过程中应尽量使用单一的精神科药物。

6. 考虑药物经济性 心身相关障碍的治疗往往是一个比较长的过程，患者的经济支出不可避免地影响其治疗依从性。因此，医师在选择用药时，应在充分考虑药物疗效及不良反应的前提之下，顾及药物的费用。

7. 药物适应证问题 此问题在心身医学诊疗过程中备受关注。由于心身医学是多学科融合专业，在治疗过程中出现的药物使用“超适应证”问题比其他专业显得尤为突出，主要体现在以下两个方面：第一方面是诊断，非精神科医师不能做出精神科诊断，那么在面对需要做出精神科诊断的心身相关障碍患者时只能含混地诊断为“××神经症”或“××状态”等，而在药物说明书里是无法体现这种非标准诊断适应证的；第二方面是国家食品药品监督管理总局批准的药物适应证与临床实际不太相符，例如，关于心境障碍的治疗，目前有很多非典型抗精神病药、抗癫痫药都有心境稳定作用，临床上对心境障碍患者的治疗效果也得到承认，但药物说明书里并没有这方面的适应证。针对第一个问题，国内有过许多讨论，目前公认可行的观点是非精神科医师可以做出症状或综合征的诊断，如“焦虑状态”“抑郁状态”等，这些精神心理状态的概念描述中包含有躯体症状的内容，因此，非精神科医师可以完成对这些临床症状的描述，在对患者做出症状学诊断后，后续的对症治疗使用精神科药物也符合临床诊疗规范。针对第二个问题，目前公认的观点是除符合药物适应证要求以外，遵循已在国内外获得广泛接受的临床共识和诊疗规范，或者进行有明确循证医学证据的临床用药选择都是可以接受的。

四、心理治疗与药物治疗的关系

国际上的各类指南都强调心理治疗（如认知行为治疗、家庭治疗等）的重要性及循证依据，认为药物治疗联合心理治疗的疗效优于单独药物治疗或心理治疗，但目前临床上多数心身相关障碍患者获得的心理治疗远远少于药物治疗。实际上，无论药物治疗还是心理治疗，要让患者获得更好的疗效和预后，都有一个共同的基础，即建立良好的医患关系并形成牢固的治疗联盟。

在把握药物治疗和心理治疗两者关系上，应遵循的基本原则是相互协同、共同起效。在此原则基础上建议处理两者关系时应关注以下3个方面：首先，建议药物治疗和心理治疗在治疗目标和治疗阶段上保持一致，而不是相互分离、互不相关；其次，在治疗过程中药物治疗应该与患者心身相关障碍的心理症状特点相结合，或者说是参考患者的心理症状特点来选择药物；最后，关于药物维持治疗多久才停药的问题，目前尚无共识，若从结合心理治疗环节来考虑，会有一个相对清晰的界限，即在患者的情绪处理能力及良好适应性的认知和行为模式还未很好地稳定之前，不要过早停药。

总之，应鼓励各级临床医师在药物治疗的同时积极开展心理治疗，从建立良好的医患关系和治疗联盟为起点，强调只要符合基本心理治疗原则，让患者发生变化的所有努力都是值得肯定的。

第2节　抗焦虑药

一、概　　述

抗焦虑药是用于消除或减轻紧张、焦虑、惊恐，稳定情绪，兼有镇静、催眠、抗惊厥作用的药物，主要用于治疗恐惧障碍、广泛性焦虑障碍和惊恐障碍，也可与其他药物联合使用以治疗其他精神障碍伴随的焦虑症状。

二、常用药物

1. 苯二氮䓬类抗焦虑药　苯二氮䓬类抗焦虑药起效快，一周内焦虑症状即可有明显改善。此类药物的主要缺点是半衰期短，患者需多次服药，与抗抑郁药相比，停药后焦虑症状复发率高且易反弹，对共病症状（如抑郁症状）无效，与物质滥用共病的患者易形成对此类药物的依赖。常见不良反应是对持续注意、精神运动、认知及记忆造成影响。常用苯二氮䓬类抗焦虑药的半衰期、适应证和剂量见表5-2-1。

表5-2-1 常用苯二氮䓬类抗焦虑药的半衰期、适应证和剂量

药名	半衰期（h）	适应证	常用剂量（mg/d）
地西泮（diazepam）	30～60	抗焦虑、催眠、抗癫痫、酒替代	5.0～15.0
氯氮卓（chlordiazepoxide）	30～60	抗焦虑、催眠、抗癫痫、酒替代	5.0～30.0
氟西泮（fludiazepam）	50～100	催眠	15.0～30.0
硝西泮（nitrazepam）	18～34	催眠、抗癫痫	5.0～10.0
氯硝西泮（clonazepam）	20～40	抗癫痫、抗躁狂、催眠	2.0～8.0
阿普唑仑（alprazolam）	6～20	抗焦虑、抗抑郁、催眠	0.8～2.4
艾司唑仑（estazolam）	10～24	抗焦虑、催眠、抗癫痫	2.0～6.0
劳拉西泮（lorazepam）	10～20	抗焦虑、抗躁狂、催眠	1.0～6.0
奥沙西泮（oxazepam）	6～24	抗焦虑、催眠	30.0～90.0
咪达唑仑（midazolam）	2～5	快速催眠、诱导麻醉	15.0～30.0

注：摘自郝伟，陆林．精神病学．8版．北京：人民卫生出版社，2018

使用苯二氮䓬类抗焦虑药的注意事项：①长时间使用可产生耐受性，使疗效降低。②可产生成瘾性，突然停药易出现戒断症状，因此，在减药、停药以及与镇静催眠药联合和交替使用过程中，一定要注意患者的戒断反应及药物相互作用。③一般使用期限不超过6周，若继续使用，中间需停药2周以观察疗效并防止

药物成瘾；对用药4周以上者，应缓慢撤药，并在1周之内撤毕；对已经发生成瘾的患者，一般选择半衰期长的药物替代半衰期短的药物，然后减量撤药；对长半衰期药物成瘾者，则考虑使用有镇静作用的抗抑郁药，同时渐减苯二氮䓬类抗焦虑药。

苯二氮䓬类抗焦虑药可作为治疗多种心身或精神障碍的增效剂，故与抗抑郁药、抗精神病药及心境稳定剂联合使用的情况非常多见，此时需要注意药物间相互作用的问题。其中选择性5-羟色胺再摄取抑制剂（selective serotonin reuptake inhibitors，SSRIs）类药物中氟西汀和氟伏沙明属于CYP450酶 3A4亚型的抑制剂，帕罗西汀对此酶也有中等强度的抑制作用，这些药物可使苯二氮䓬类抗焦虑药的血药浓度升高，因而不宜长期合用，应适当减低苯二氮䓬类抗焦虑药的用量。

2. 阿扎哌隆类药物 较新一类抗焦虑药，最初有丁螺环酮（buspirone），后相继出现了坦度螺酮（tandospirone）、伊沙匹隆（ipsapirone）等药物。

丁螺环酮被FDA批准的适应证有焦虑障碍、抑郁焦虑混合状态及难治性抑郁症。丁螺环酮对焦虑障碍的疗效总体来说不及苯二氮䓬类抗焦虑药，且起效慢，不适用于急性、短暂的焦虑症治疗，通常作为治疗焦虑症的增效剂，起效时间一般是2～4周。该药常见不良反应有头晕、头痛、神经质、镇静、兴奋、恶心、静坐不能等。常用剂量范围为20～30 mg/d，起始剂量为15 mg，分2次服用，然后每2～3天增加5 mg，直至出现效果，最大剂量为60 mg/d。该药主要由CYP450酶3A4亚型代谢，不能与单胺氧化酶抑制剂（monoamine oxidase inhibitors，MAOIs）合用，严重肝肾损害者禁用。儿童使用较为安全，老年人应减量，不推荐妊娠期妇女和哺乳期妇女使用。该药的优点是安全，无依赖和戒断症状，不会产生性功能障碍或体重增加，并且可减轻广泛性焦虑症（generalized anxiety disorder，GAD）及抗抑郁药导致的性功能障碍。

坦度螺酮于1996年在日本首次上市。其常用剂量为10 mg/d，口服，每天3次，根据患者年龄、症状等适当增减剂量，但不得超过60 mg/d。老年人应从小剂量（如每次5 mg）开始。坦度螺酮的特点是不良反应小，很少出现影响日常生活的困倦感、步态不稳等中枢神经抑制作用，口渴、便秘、排尿困难等抗胆碱能不良反应也很少见，目前尚未发现有关该药导致药物依赖的报道。该药主要不良反应是头晕、头痛、恶心、食欲下降，以及烦躁和睡眠障碍等精神症状。器质性脑功能障碍、中度或重度呼吸功能衰竭、心功能障碍、肝肾功能障碍的患者应慎用。

3. 有抗焦虑作用的抗抑郁药 药物治疗焦虑的策略正从传统苯二氮䓬类药物向抗抑郁药转变，特别是新型抗抑郁药。几乎所有的抗抑郁药都有抗焦虑作用，因焦虑症常常伴有抑郁症状，此时抗抑郁药更能发挥其作用。美国FDA批准的治疗GAD的抗抑郁药有文拉法辛、度洛西汀、帕罗西汀、艾司西酞普兰等。

4. 抗抽搐药 抗抽搐药主要有2种，即普瑞巴林和加巴喷丁。普瑞巴林是一种新型钙离子通道调节剂，对GAD的精神和行为症状均有改善，也有报道对社交焦虑障碍（social anxiety disorder，SAD）有效，起效时间为1周。该药抗焦虑治疗的有效证据等级为1级，美国、加拿大等许多国家已将其作为治疗GAD的一线用药。该药的主要不良反应有头晕、镇静、口干、弱视、认知功能障碍等。对加巴喷丁而言，目前关于其治疗焦虑障碍的临床研究较少，有个案报道其对SAD有效，可以作为SSRIs治疗SAD无效时的替代药物。

三、药物选择原则

苯二氮䓬类抗焦虑药目前仍然是被广泛应用的抗焦虑药。由于此类药物通常起效较快，安全性相对较好，能快速减轻焦虑症状，同时又有镇静催眠作用，故常被用于治疗一般性失眠和各种焦虑障碍，也常作为抗抑郁药、抗精神病药及心境稳定剂的增效药物。

进行药物选择时，既要熟悉不同药物的特性，又要结合患者的特点：①如患者有持续性焦虑和躯体症状，则以长半衰期药物为宜，如地西泮、氯氮卓等；②如患者的焦虑呈波动形式，应选择短半衰期药物，如奥沙西泮、劳拉西泮等；③阿普唑仑具有抗抑郁作用，伴抑郁的患者可选用此药；④氯硝西泮对癫痫有较好的效果；⑤戒酒时，用地西泮替代最好；⑥缓解肌肉紧张可用劳拉西泮、地西泮、硝西泮等；⑦应当避免同时使用2种甚至多种苯二氮䓬类抗焦虑药。

第3节 抗抑郁药

一、概 述

目前临床上常用的抗抑郁药几乎都是通过增加5-羟色胺（5-HT）、去甲肾上腺素（NE）、多巴胺（DA）中的一种或多种神经递质突触功能发挥抗抑郁作用。常见的作用靶点（不是唯一）是抑制突触前膜对单胺的再摄取泵。

抗抑郁药有不同的分类方法，一般采用作用机制为主线、结合化学结构的分类法，可分为九大类：①单胺氧化酶抑制剂（MAOIs），如苯乙肼、反苯环丙胺、吗氯贝胺等，主要通过对单胺氧化酶的抑制，减少单胺分解，提高突触间隙的单胺水平，发挥抗抑郁作用。②三环类抗抑郁药（tricylic antidepressants，TCAs），如阿米替林、氯米帕明等，主要通过抑制突触前膜的5-HT/NE转运体，减少5-HT/NE再摄取，提高突触间隙的

5-HT/NE水平，发挥抗抑郁作用。③选择性5-羟色胺再摄取抑制剂（SSRIs），如氟西汀、帕罗西汀、舍曲林、氟伏沙明、西酞普兰、艾司西酞普兰等，主要通过抑制突触前膜的5-HT转运体，减少5-HT再摄取，提高突触间隙的5-HT水平，发挥抗抑郁作用。④5-羟色胺和去甲肾上腺素再摄取抑制剂（serotonin norepinephrine reuptake inhibitors，SNRIs），如文拉法辛、度洛西汀、米那普仑等，主要通过抑制突触前膜的5-HT和NE 转运体，减少5-HT和NE再摄取，提高突触间隙的5-HT和NE水平，发挥抗抑郁作用。⑤去甲肾上腺素和多巴胺再摄取抑制剂（norepinephrine and dopamine reuptake inhibitors，NDRIs），如安非他酮，主要通过抑制突触前膜的NE和DA转运体，减少NE和DA的再摄取，提高突触间隙的NE和DA水平，发挥抗抑郁作用。⑥5-羟色胺2A受体拮抗剂和5-羟色胺再摄取抑制剂（serotonin antagonist/reuptake inhibitors，SARIs），如曲唑酮、萘法唑酮等，主要通过拮抗突触后膜5-HT2A受体、抑制突触前膜5-HT转运体来发挥抗抑郁作用。⑦α_2肾上腺素受体拮抗剂和5-HT_1、5-HT_2受体拮抗剂，如米安色林等，主要通过拮抗突触前膜α_2肾上腺素受体，切断NE及5-HT神经元上的“刹车闸”，增加神经元的“点火”和神经递质的释放，发挥抗抑郁作用。此外，拮抗突触后膜5-HT受体也能发挥抗抑郁作用。⑧去甲肾上腺素和特异性5-羟色胺抗抑郁药（noradrenergic and specific serotonergic antideprtessants，NaSSA），如米氮平等。⑨其他，如阿戈美拉汀、伏硫西汀、氟哌噻吨美利曲辛片、塞奈普汀、圣约翰草等。

二、主要药物介绍

（一）特点

1. 阿米替林 叔胺类TCAs，有5-HT和NE转运体抑制作用，但以抑制5-HT转运体为主。对H_1、M_1、α_1受体的拮抗作用也较强。阿米替林有抗胆碱能相关的口渴、便秘、尿潴留等不良反应，以及奎尼丁样心脏传导阻滞等不良反应，因而影响其在临床上的广泛应用。推荐每天剂量为50～250 mg。

2. 氯米帕明 叔胺类TCAs，有5-HT和NE转运体抑制作用。在TCAs中，氯米帕明是对5-HT转运体抑制作用最强的药物。因此，除抑郁障碍外，氯米帕明还可用于强迫障碍的治疗。氯米帕明不良反应与阿米替林相仿。推荐每天剂量为50～250 mg。

3. 氟西汀 属SSRIs类药物，但能拮抗5-HT_{2C}受体，是NE和DA脱抑制剂。临床上能增加患者活力、改善低动力症状，有活性代谢产物，母药和代谢产物半衰期长，不易产生撤药症状。对CYP450 2D6、3A4有抑制作用，可能会与某些药物发生相互作用。推荐每天剂量为20～60 mg。

4. 舍曲林 属SSRIs类药物，还有弱的DA转运体抑制作用和sigma-1受体结合作用。据此推断，舍曲林的DA转运体抑制作用可能会改善精力、动机及注意力，与安非他酮联合使用，其激活作用可能会更强。舍曲林的sigma-1受体结合作用可能与抗焦虑作用及治疗精神病性抑郁症有关。部分患者使用舍曲林易导致腹泻。推荐每天剂量为50～200 mg。

5. 帕罗西汀 属SSRIs类药物，还有抗胆碱能和弱的NE转运体抑制作用。抗胆碱能作用可能与镇静作用有关，NE转运体抑制作用可能与进一步的抗抑郁作用有关。帕罗西汀对一氧化氮合成酶有抑制作用，可能是其导致性功能障碍的另一个重要因素。帕罗西汀对CYP 2D6有强的抑制作用，可能与某些药物发生相互作用，出现撤药反应的机会较多。在SSRIs中，帕罗西汀导致体重增加的风险最高。推荐每天剂量为20 ～ 50 mg。

6. 氟伏沙明 全球第一个SSRIs类药物。在美国，氟伏沙明已获批强迫障碍和焦虑障碍的适应证，但无抑郁障碍适应证。该药有sigma-1受体结合作用，可能与抗焦虑及治疗精神病性抑郁症有关。氟伏沙明对CYP450 1A2、3A4有抑制作用，可能与某些药物发生相互作用。推荐每天剂量为100 ～ 300 mg。

7. 西酞普兰 属SSRIs类药物，有R和S两种对映体，其中R对映体会干扰S对映体对5-HT转运体的抑制作用。2011年FDA发出警告，该药的每天最大剂量不可超过40 mg（原为60 mg），因其可能导致Q-Tc间期延长，进而可能出现致命性尖端扭转型室性心动过速。推荐每天剂量为20 ～ 40 mg。

8. 艾司西酞普兰 属SSRIs类药物。相比西酞普兰，艾司西酞普兰去除了有不利影响的R对映体。其药物相互作用很小，Q-Tc间期延长的风险较西酞普兰小。推荐每天剂量为10 ～ 20 mg。

9. 文拉法辛 属SNRIs类药物，低剂量时相当于SSRIs，较高剂量时才发挥5-HT和NE转运体抑制剂作用。其代谢产物去甲文拉法辛，也有5-HT和NE转运体抑制作用。有研究认为，该药比SSRIs类药物治疗抑郁症的痊愈率更高。对高血压控制不佳的患者应谨慎使用。推荐每天剂量为75 ～ 225 mg。

10. 度洛西汀 属SNRIs类药物，较低剂量就能发挥5-HT和NE转运体抑制剂作用。度洛西汀有较好的治疗疼痛效果，因而也是第一个被批准治疗糖尿病性周围神经痛的SNRIs类药物，后陆续获批纤维肌痛症、慢性肌肉骨骼疼痛等适应证。度洛西汀对其他躯体症状及认知症状均有较好的改善作用，有一定的肝损害风险。推荐每天剂量为60 ～ 120 mg。

11. 米那普仑 属SNRIs类药物，是一种非典型的SNRIs，其对NE转运体的抑制作用强于5-HT。据此可推测，米那普仑可能有较好的治疗疼痛的作用。米那普仑还能改善认知、促进精力恢复和激活。推荐每天剂量为100～200 mg。

12. 安非他酮 属NDRIs类药物，抑制突触前膜的NE和DA转运体作用较弱。安非他酮有活性代谢产物，最重要的是6-羟安非他酮，对NE和DA转运体抑制作用较母药更强。该药对“正性情感降低”有效，如可以改善快感缺失、精力不足、兴趣减退等症状。此外，安非他酮还可用以治疗尼古丁依赖。癫痫患者禁用。推荐每天剂量为150～450 mg。

13. 曲唑酮 属SARIs类药物。低剂量时主要拮抗$5\text{-}HT_{2A}$、H_1受体，发挥镇静作用；高剂量时才有5-HT再摄取抑制及$5\text{-}HT_{2C}$受体拮抗作用，从而发挥抗抑郁作用。曲唑酮在临床上多用于改善睡眠，可作为治疗伴失眠的焦虑抑郁症患者的基础用药。推荐每天剂量为50～400 mg。

14. 米氮平 属NaSSA类药物，可拮抗α_2肾上腺素受体，起到5-HT和NE的脱抑制作用，即切断NE及5-HT神经元上的“刹车闸”。米氮平对$5\text{-}HT_{2A}$和$5\text{-}HT_{2C}$受体的拮抗作用与其抗焦虑、改善睡眠但不引起性功能障碍有关；对$5\text{-}HT_3$受体的拮抗作用与其减轻因5-HT水平升高而导致的恶心及胃肠道不良反应有关；对H_1受体的拮抗作用与其改善睡眠、抗焦虑有关，但可引起白天困倦；对$5\text{-}HT_{2C}$受体和H_1受体的拮抗作用可能导致体重增加。部分患者服用米氮平可出现水肿。推荐每天剂量为15～45 mg。

15. 阿戈美拉汀 MT1、MT2受体激动剂和$5\text{-}HT_{2B}$、$5\text{-}HT_{2C}$受体拮抗剂。阿戈美拉汀作为MT1、MT2受体激动剂与其改善睡眠有关；作为$5\text{-}HT_{2C}$受体拮抗剂可以升高前额叶皮质NE和DA水平，是改善抑郁的主要原因。MT1、MT2受体激动作用可能通过对生物节律的调整而间接改善单胺功能。该药改善睡眠作用较好，出现性功能障碍的不良反应少。部分患者可出现肝损害。推荐每天剂量为25 ～ 50 mg。

16. 伏硫西汀 多种作用模式的抗抑郁药，是$5\text{-}HT_3$、$5\text{-}HT_7$和$5\text{-}HT_{1D}$受体拮抗剂，$5\text{-}HT_{1B}$受体部分激动剂，$5\text{-}HT_{1A}$受体激动剂，也是5-HT转运体抑制剂。伏硫西汀能增加抑郁症患者脑5-HT、NE、DA、胆碱、组胺及谷氨酸能神经递质水平。除抗抑郁作用外，伏硫西汀还能改善认知功能。伏硫西汀不良反应与SSRIs类似，主要是胃肠道症状，性功能障碍和睡眠紊乱的发生率较低（与其受体结合特点有关）。推荐每天剂量为5 ～ 10 mg。

17. 氟哌噻吨美利曲辛片 由相当于0.5 mg氟哌噻吨的二盐酸氟哌噻吨和相当于10 mg美利曲辛的盐酸美利曲辛混合制成的复方制剂，于1971年上市，因其可快速改善抑郁焦虑症状而被广泛用于心身相关障碍或慢性躯体化疾病患者。

（二）常见不良反应及处理

几种常用抗抑郁药的不良反应及处理措施见表5-3-1。

表5-3-1 常用抗抑郁药的不良反应及处理措施

常见不良反应	相关药物	处理措施
心血管系统		
心律失常	TCAs	可能与抗心律失常药物产生相互作用，心功能不稳定或心肌缺血者慎用
高血压	SNRIs，安非他酮	监测血压；尽量使用最小有效剂量；必要时可加用抗高血压药

（待续）

（续表）

常见不良反应	相关药物	处理措施
高血压危象	MAOIs	紧急治疗；如果高血压较严重，需静脉内使用抗高血压药（如拉贝洛尔、硝普钠等）
直立性低血压	TCAs，曲唑酮，奈法唑酮，MAOIs	加用氟氢可的松；增加食盐摄入
消化系统		
便秘	TCAs	保证摄入充足水分；使用泻药
口干	TCAs，SNRIs，安非他酮	建议使用无糖口香糖或糖果
胃肠道出血	SSRIs	确定合并用药是否会影响凝血功能
肝毒性	阿戈美拉汀，奈法唑酮	向患者提供相关教育；检测肝功能
恶心，呕吐	SSRIs，SNRIs，安非他酮	饭后或分次给药
泌尿生殖系统		
排尿困难	TCAs	加用氨甲酰甲胆碱
性唤起，勃起功能障碍	TCAs，SSRIs，SNRIs	加用西地那非、他达拉非、丁螺环酮或安非他酮
性高潮障碍	TCAs，SSRIs，文拉法辛，MAOIs	加用西地那非、他达拉非、丁螺环酮、或安非他酮
阴茎异常勃起	曲唑酮	泌尿科紧急治疗
神经精神系统		
谵妄	TCAs	评估其他可能导致谵妄的病因
头痛	SSRIs，SNRIs，安非他酮	评估其他病因，如咖啡因中毒、磨牙、偏头痛、紧张性头痛等
肌阵挛	TCAs，MAOIs	使用氯硝西泮

（待续）

（续表）

常见不良反应	相关药物	处理措施
癫痫	安非他酮，TCAs，阿莫沙平	评估其他病因，加用抗惊厥药物
激越	SSRIs，SNRIs，安非他酮	清晨服用
静坐不能	SSRIs，SNRIs	加用β受体阻滞剂或苯二氮䓬类药物
失眠	SSRIs，SNRIs，安非他酮	清晨服用；加用镇静催眠药；增加褪黑素；提供睡眠卫生教育或认知行为治疗
镇静	TCAs，曲唑酮，米氮平，奈法唑酮	睡前给药，添加莫达非尼或哌甲酯
其他不良反应		
胆固醇增加	米氮平	加用他汀类药物
体重增加	SSRIs，米氮平，TCAs，MAOIs	鼓励运动；咨询营养师；更改抗抑郁药；可考虑使用仲胺基（如TCAs）或其他较少引起体重问题的药物（如安非他酮）
视物模糊	TCAs	加用毛果芸香碱滴眼液
磨牙症	SSRIs	如有临床指征，需牙科医师会诊
多汗	TCAs，某些SSRIs类药物，SNRIs	加用α_1肾上腺素能受体阻滞剂（如特拉唑嗪）、中枢α_2肾上腺素能受体激动剂（如可乐定）或抗胆碱能药（如苯扎托品）
跌倒风险	TCAs，SSRIs	监测血压；评估药物镇静作用，是否会引起视物模糊或精神错乱；改善环境
骨质疏松	SSRIs	进行骨密度监测并添加特殊治疗，以减少骨质流失，如使用钙、维生素D、双膦酸盐、选择性雌激素受体调节剂等

注：摘自李凌江，马辛．中国抑郁障碍防治指南．2版．北京：中华医学电子音像出版社，2015；TCAs．三环类抗抑郁药；SNRIs．5-羟色胺和去甲肾上腺素再摄取抑制剂；MAOIs．单胺氧化酶抑制剂；SSRIs．选择性5-羟色胺再摄取抑制剂

第4节　抗精神病药

一、概　　述

抗精神病药又称强安定药或神经阻滞剂（neuroleptic），按药理作用可分为典型抗精神病药（又称传统抗精神病药、第一代抗精神病药）和非典型抗精神病药（又称非传统抗精神病药、第二代抗精神病药、新型抗精神病药）。抗精神病药可以有效控制精神病患者的精神运动性兴奋、幻觉、妄想、思维障碍、敌对情绪及奇特怪异行为等精神症状，并预防疾病复发。针对心身相关障碍患者伴发的先占观念、躯体化症状、幻觉、妄想及谵妄状态，可使用小剂量抗精神病药。

抗精神病药的临床用药原则：①安全、有效为首要考虑原则，建议用药前检查患者的血压、心率等生命体征，完善血液分析、肝肾功能、心/脑电图等检查，尽可能单一用药；②从小剂量开始，逐渐加量，体现剂量个体化；③各种药物的治疗剂量范围有所不同，在有效治疗剂量范围内，药物滴定速度视药物特性及患者特质而定，有条件的医院可以考虑结合药物浓度监测或代谢酶检测来制订和调整个体化治疗方案；④足剂量、足疗程治疗；⑤积极开展家庭教育，用药前告知患者和家属关于药物不良反应的知识，增加患者的治疗依从性。

二、主要药物介绍

（一）常用抗精神病药及其特点

1. 氯丙嗪　具有良好的镇静、控制兴奋躁动及抗幻觉妄想作用。推荐治疗剂量为每天200～600 mg。

2. 奋乃静 除镇静作用小于氯丙嗪外，适应证基本同氯丙嗪。推荐治疗剂量为每天20～60 mg。

3. 氟哌啶醇 对阳性症状疗效肯定，对控制伴有兴奋躁动的幻觉、妄想的急性精神分裂症和急性躁狂发作有良好效果，对阴性症状及伴发的抑郁症状疗效不肯定。推荐治疗剂量为每天6～20 mg。

4. 舒必利 主要适用于精神分裂症偏执型、紧张型，对慢性精神分裂症的孤僻、退缩、淡漠有效，可以改善抑郁情绪和接触性，但抗幻觉、妄想作用不及吩噻嗪和丁酰苯类药物。推荐治疗剂量为每天200～1200 mg。

5. 氯氮平 一种非典型广谱抗精神病药，具有较强的镇静作用，对幻觉、妄想、思维障碍、行为紊乱、兴奋等阳性症状有较好的效果，对淡漠、退缩等阴性症状也有效。推荐治疗剂量为200～600 mg。

6. 奥氮平 药理特性与氯氮平相似，但严重不良反应发生率相对更低，对精神病性症状或情感症状均有效。推荐治疗剂量为每天5～20 mg。

7. 利培酮 用于治疗阳性症状（如幻觉、妄想、思维紊乱、敌视、怀疑等）和阴性症状（如反应迟钝、情感淡漠、少语、社交困难等），也可减轻情感症状（如抑郁、负罪感、焦虑等）。推荐治疗剂量为2～6 mg。

8. 喹硫平 为多受体拮抗的非典型抗精神病药，对5-HT_2、H_1、5-HT_6、α_1受体、α_2受体有很高的亲和性，对阳性、阴性症状及情感症状均有效。推荐治疗剂量为每天300～800 mg（治疗精神分裂症不超过750 mg）。

9. 阿立哌唑 为5-HT和DA系统稳定剂，平均消除半衰期较长（75 h），对阳性、阴性症状疗效与其他抗精神病药相当，可改善情感症状及认知功能。推荐治疗剂量为每天10～30 mg。

10. 齐拉西酮 为5-HT_{2A}和多巴胺D_2受体强拮抗剂，对阳性症状、阴性症状、情感症状及认知症状均有效。使用过程中应注意心电图监测及QTc值的变化。

（二）常见不良反应及处理

抗精神病药的常见不良反应包括过度镇静、直立性低血压、流涎、锥体外系不良反应、催乳素水平升高、体温调节紊乱、抗胆碱能不良反应、体重增加、糖脂代谢异常、心血管系统影响、肝毒性等，严重不良反应包括恶性综合征、诱发癫痫发作、剥脱性皮炎、血液系统改变甚至猝死等。一旦出现药物不良反应需要对症处理，必要时须减药或停药。

第5节 心境稳定剂

心境稳定剂（mood stabilizers），又称情感稳定性药物（mood stabilizing drugs），是一类治疗及预防躁狂或抑郁发作、中断两个时相相互转化的药物，对躁狂发作及抑郁症状具有双向调节、稳定病情、预防复发的作用。最典型的代表药物是碳酸锂（lithium carbonate），其次是丙戊酸盐、卡马西平等。近年来，越来越多的非典型抗精神病药被证实有心境稳定剂的部分特点。

一、碳 酸 锂

口服碳酸锂后能被胃肠道迅速且完全吸收，生物利用率为100%。在体内，锂不与血浆蛋白结合，不参与代谢，也无代谢产物。一般情况下，体内的锂95%经肾排泄，少量锂可经粪便和汗液排泄，也可从乳汁中排出，故服用锂盐的妇女不宜哺乳。锂在人体内的平均清除半衰期约22 h，稳态血浓度形成时间为5～7天。锂盐的最高限制是最后一次用药12 h后的血药浓度为1.2 mmol/L。碳酸锂的治疗窗比较窄（尤其是老年人），当浓度＞1.5 mmol/L时，多数患者会经历中毒症状，＞2.0 mmol/L的极限值时，患者会出现中毒反应，甚至有生命危险。因锂盐的许多不良反应（如恶心、呕吐、肌张力障碍、癫痫样发作等）均与血浓度的峰值效应有密切关系，建议将每天总量进行分次口服。

二、丙戊酸盐

丙戊酸盐主要包括丙戊酸钠（sodium valproate）和丙戊酸镁（magnesium valproate）。此类药物口服后可快速吸收，丙戊酸钠的高峰血药浓度接近2 h，半固态丙戊酸盐3～8 h，血浆半衰期6～16 h。常见不良反应包括胃肠道反应（如食欲减退、消化不良、一过性转氨酶增高等）和神经系统不良反应（如镇静、头晕、头痛、震颤、共济失调等），这些不良反应可通过减少剂量或换用肠溶性丙戊酸钠缓释片得以缓解。脱发者可服用含有锌、硒及多种维生素的制剂得到改善，震颤者可通过减少剂量或使用β受体阻滞剂来缓解症状。

三、拉莫三嗪

拉莫三嗪口服形式能被迅速和完全吸收，食物不影响其生物利用度，单剂口服3 h后可达峰值。拉莫三嗪平均蛋白质结合率为55%～68%，其广泛分布于各器官、组织（包括脑组织）中，可通过胎盘在胎儿及乳汁中出现。拉莫三嗪主要在肝代谢，由肾排泄，代谢物无活性，血浆平均半衰期为25～35 h。常见不良反应包括皮疹、视物模糊或复视、头晕、共济失调、头痛、震颤及消化道症状等，非常缓慢地加量可减少皮疹等不良反应的发生风险。

四、卡马西平

卡马西平可有多种剂型（片剂、悬浮液、糖浆、咀嚼片和缓释剂型），其生物利用度基本相同，通常4～8 h，最晚26 h后血药浓度达峰值，血浆半衰期为18～55 h。长期使用卡马西平会诱发自身代谢，使血浆半衰期下降为5～26 h。对于锂盐无效者，换用卡马西平可能有效。不良反应包括胃肠道反应、视物模糊或复视、共济失调、眼球震颤、皮疹、粒细胞缺乏等。

第6节　益　智　药

益智药是一类能够促进学习和记忆能力的中枢神经系统药物，可选择性作用于大脑皮质和海马体，保护、激活和促进神经细胞功能的恢复。常见治疗心身相关障碍的益智药分类及代表药物如下。

一、胆碱酯酶抑制剂

此类药物着重作用于中枢神经系统的乙酰胆碱酯酶，使其活性下降，从而增加乙酰胆碱酯浓度。目前，国内外研究最多且应用最广泛的药物有5种，分别为他克林（tacrine）、多奈哌齐（donepezil）、利斯的明（revastigmine）、加兰他敏（galantamine）和我国自发研制并已上市的药物石杉碱甲（huperzing）。

1. 他克林　1993年第一个获美国FDA批准用于治疗阿尔茨海默病的可逆性非选择性乙酰胆碱酯酶抑制剂和丁酰胆碱酯酶抑

制剂。他克林肝毒性、周围性胆碱不良反应较为明显，临床上不建议过多使用。

2. 多奈哌齐 具有较强的乙酰胆碱酯酶抑制作用，选择性强，作用时间长，其在脑内浓度是血浆内浓度的6～8倍。多奈哌齐能改善阿尔茨海默病及血管性痴呆等疾病患者的认知功能，还可减少白天瞌睡时间，使肌痉挛颤搐的发作减少，减少口干、便秘。多奈哌齐还可用于治疗紫癜性皮疹、快速眼动睡眠时相的睡眠行为障碍及亨廷顿病等。

3. 利斯的明 一种新型胆碱酯酶抑制剂，其显著特点是作为一种氨基甲酸类脑选择性乙酰胆碱酯酶抑制剂，可通过延缓胆碱能神经元对释放的乙酰胆碱的降解作用而促进胆碱能神经传导。目前利斯的明主要用于改善痴呆和颅脑血管意外后遗症患者的认知、记忆、语言功能、社会生活能力及情感人格等。

4. 加兰他敏 最早在石蒜科植物（石蒜或黄花石蒜等）中提取并分离出的生物碱。20世纪90年代的研究发现，加兰他敏具有改善小鼠记忆障碍的功能，由此推测，其对痴呆患者的胆碱能障碍可能有效。后续相关研究发现加兰他敏对改善阿尔茨海默病、血管性痴呆患者的认知功能、日常生活能力及神经精神症状有疗效。

5. 石杉碱甲 从植物千层塔中分离得到的生物碱，为我国自行研制的第二代胆碱酯酶抑制剂。石杉碱甲具有多靶点作用，除抑制乙酰胆碱酯酶活性外，还可通过抗氧化应激和抗细胞凋亡途径对神经元产生保护作用，对多种试验性记忆损害均有改善作用。

二、胆碱能受体激动剂

此类药物主要是针对M和N受体，尤其是M1受体的选择性激动剂，有占诺美林、米拉美林、AF系列化合物、SB202026等。目前此类药物大多正处于临床研究试验阶段中。

三、谷氨酸受体阻断剂

此类药物可阻止过量神经递质谷氨酸的传递而造成的兴奋毒性，起到保护神经元的作用，代表药物是美金刚。

美金刚可通过拮抗促离子型N-甲基-D-天冬氨酸（N-methyl-D-aspartate，NMDA）受体，阻断谷氨酸病理性浓度升高导致的神经元损伤。盐酸美金刚除能改善各种痴呆患者的记忆和认知功能外，还能通过促进多巴胺释放，直接或间接地兴奋多巴胺受体而起到改善运动功能的作用。此外，Minkeviciene等的研究还表明，美金刚对强制性失语及继发的认知下降有所改善，与强制性失语治疗药物联用时，相互增效作用十分明显，而且还有潜在的抗焦虑作用。

四、抗氧化剂

抗氧化剂通过消除活性氧或阻止其形成来阻止神经细胞退化，最常用的抗氧剂是维生素E，可消除自由基，保护被氧化的物质，减少过氧化脂质的生成。司来吉兰是选择性MAOIs，可抑制多巴胺的氧化脱氨基作用，预防自由基的形成及随后的神经元破坏。Wilcock等的研究提示，抗氧化剂能改善痴呆患者的认知功能和日常生活能力。

五、脑循环促进剂

脑循环促进剂是指能够促进血液循环并使脑血流灌注增加

的药物。目前此类药物主要包括双氢麦角碱、都可喜、银杏叶片等。

六、脑代谢激活剂

脑代谢激活剂主要作用是对细胞对氨基酸、磷脂、葡萄糖的利用产生一定的促进效果，使人的反应性、记忆力及兴奋性得以增强。此类药物目前主要包括西坦类药物、胞磷胆碱等。

西坦类药物属于吡咯烷酮类药物，可视为γ-氨基丁酸（GABA）的环状衍生物，代表药物包括吡拉西坦、奥拉西坦和普拉西坦等。目前临床上奥拉西坦的应用较为广泛，其具有乙酰胆碱激动作用和对蛋白激酶C的激活作用，是NMDA受体的正性调节因子，又有抑制NMDA受体的作用。奥拉西坦因具有多种药物机制，故临床上主要用于治疗各种痴呆和器质性脑综合征。

七、神经营养因子

神经营养因子有促进神经元生长、发育及功能完整性的作用。神经营养因子通常在神经末梢以受体介导式入胞的方式进入神经末梢，再经逆向轴浆运输抵达胞体，促进胞体合成有关的蛋白质，从而发挥其支持神经元生长、发育及功能完整性的作用。鼠神经营养因子针剂近年被广泛应用于临床。

第7节 中 成 药

心身医学在理论基础方面与中医学的“天人一体观”和“形神一体观”，以及“整体观”等哲学思想异曲同工，在临床诊疗方面与中医学“刚柔体质”“心身同治”等辨证思想异曲同工。有学者呼吁“世界心身医学应向中医学寻找智慧”。在心身相关障碍的治疗中，中医学历来强调“先治其心、后治其身”。以下介绍几种治疗心身相关障碍的常用中成药。

一、乌灵胶囊

乌灵胶囊是以我国珍稀药用真菌乌灵菌经现代生物技术发酵而成的中药制剂。乌灵菌粉内含腺苷、多糖、甾醇类，以及谷氨酸、GABA、色氨酸、赖氨酸等19种氨基酸，还含有维生素和微量元素等多种成分，具有镇静催眠、免疫调节、改善记忆等作用。从中医学角度可将其功效描述为补肾健脑、养心安神。临床用于焦虑、抑郁及躯体化症状等的治疗。规格和包装为每盒36粒，每粒0.33 g；推荐用法用量是口服，3粒/次，3次/天。

二、百乐眠胶囊

百乐眠胶囊由百合、刺五加、首乌藤、合欢花、珍珠母、石膏、酸枣仁、茯苓、远志、玄参、地黄、麦冬、五味子、灯心草、丹参15味中药组成。组方中百合、地黄（百合地黄汤）为君药，具有滋阴清热、养心安神的作用；首乌藤、珍珠母、酸枣仁、茯苓、远志为臣药，协助君药安神定志；佐以合欢花可疏肝解郁；刺五加、玄参、麦冬、五味子、丹参可滋阴养血安神；生石膏可清热除烦；灯心草为使药，可引导诸药直达心经。诸药协同，共奏滋阴清热、疏肝解郁、宁心安神之功效。临床上可用于失眠或躯体疾病和精神疾病伴发的失眠患者。规格和包装为每盒24粒，每粒0.27 g；推荐用法为口服，4粒/次，2次/天。

三、舒肝解郁胶囊

舒肝解郁胶囊由贯叶金丝桃和刺五加配伍而成。贯叶金丝桃又名贯叶连翘，“味苦，涩；性平；入肝经”，具有“清心泻火，舒肝解郁”功效，可用于“情志不畅，气滞郁闷”。刺五加“味辛、微苦，性微温，归脾、肾、心经”，具有“益气健脾，补肾安神”功效，用于“脾肾阳虚，体虚乏力，食欲不振，腰膝酸软，失眠多梦”。两组成分，两条途径，可协同提高单胺类神经递质（5HT、DA、NE）浓度，可用于治疗轻中度抑郁症。规格和包装为每盒28粒，每粒0.36 g；推荐用法为口服，2粒/次，2次/天。

四、舒眠胶囊

舒眠胶囊由酸枣仁、柴胡、白芍、合欢花、合欢皮、僵蚕、蝉蜕、灯心草8位中药组成。组方中酸枣仁、柴胡可疏肝解郁、宁心安神，为君药；白芍、合欢花、合欢皮养血柔肝、理气和血，为臣药；僵蚕、蝉蜕息风定惊、疏肝解痉，为佐药；灯心草清心除烦、平和心气，为使药。诸药合用，共奏疏肝解郁、宁心安神的功效。规格和包装为每盒36粒，每粒0.4 g；推荐用法为口服，3粒/次，2次/天。

五、灵宝护心丹

灵宝护心丹由麝香、蟾酥、牛黄、冰片、红参、三七、琥珀、丹参、苏合香油9味中药组成。组方中牛黄可清心除烦，麝香、苏合香、冰片可行气解郁，配之琥珀、丹参可宁心安神。该药可通过强心益气、通阳复脉、芳香开窍、活血镇痛、平和心气、行气解郁、宁心安神，达到“强心安神，清心除烦，心身同治”的作用，是临床治疗“双心疾病”的中成药物。临床可用于治疗病态窦房结综合征、慢性心功能不全，以及冠心病、心绞痛伴发的焦虑、惊恐、抑郁、情志不畅、失眠等。灵宝护心丹安全有效治疗心血管类心身相关障碍，可明显缓解胸闷、心悸、头晕、黑朦等躯体化心身症状，对部分自主神经功能紊乱的冠心病、高血压、心律失常患者也有一定疗效。规格为每10丸0.08 g；推荐用法为口服，3～4丸/次，3～4次/天，饭后服用。

六、舒肝颗粒

舒肝颗粒源于宋代《太平惠民和剂局方》中的经典名方“逍遥散”，由柴胡、香附、当归、白芍、白术、茯苓、薄荷、栀子、牡丹皮、甘草10味药物组成，主要通过理气疏肝、养血柔肝、健脾养肝、凉血清肝的组方之法，达到“舒肝散郁，心身同治”的作用，是现代临床治疗心身相关障碍及肝郁证的代表药物。规格和包装为每盒10袋，每袋3 g；推荐用法为口服，1袋/次，2次/天，用温开水或姜汤送服。

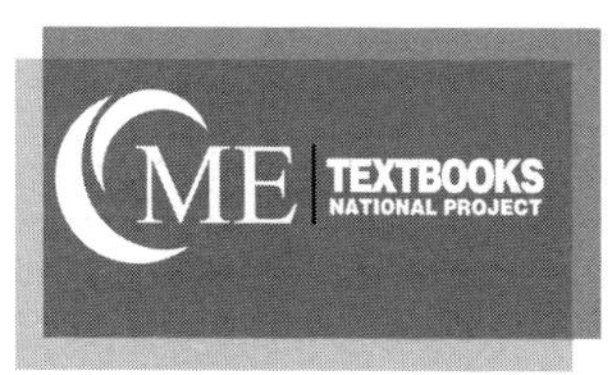

临床各科室常见心身相关障碍

第6章

杨建立　朱颖军　张玉琴　唐艳萍
闫　卉　王　毅　王　昆　王　燕
薛　蓉　白雪歌　戚务芳　王德林
丁荣晶

第1节　妇产科常见心身相关障碍

一、慢性盆腔痛

慢性盆腔痛（chronic pelvic pain，CPP）目前还没有标准的国际定义。国际心身妇产科学会（ international society of psychosomatic obstetrics and gynecology，ISPOG）欧洲共识声明的定义：女性CPP是指持续、严重和令人痛苦的疼痛，持续至少6个月，可以周期性、间歇性、情境性或长期性地发生，严重影响患者生活质量。ICD-10对CPP的定义：主诉为持续、严重的和令人痛苦的疼痛，无法用生理过程或身体障碍完全解释，并且与情绪冲突或心理社会问题相关联，不包括因抑郁症或精神分裂症所致的心理源性疼痛。

（一）危险因素

CPP的危险因素包括经期延长、已确诊的子宫内膜异位症、盆腔炎症、盆腔粘连、剖宫产史、流产史、儿童期身体或性虐待、成年期性虐待、酒精和药物滥用、焦虑、抑郁、歇斯底里及躯体化障碍等。

（二）诊断

对CPP的诊断包括全面病史采集、盆腔检查、实验室检查、影像学检查、跨学科诊断及诊断性腹腔镜检查等。

（三）治疗

CPP的治疗需要制订个体化策略，多学科治疗理念是目前的趋势。

1. 心理治疗 对CPP有效。对患者进行心身管理的目的是通过让患者详细了解自身情况，以减少焦虑或情绪困扰，促进肌肉放松。

2. 药物治疗 包括镇痛药和抗抑郁药，但不建议长期使用镇痛药，抗抑郁药可用于存在共病的情况下。

3. 手术治疗 包括腹腔镜、子宫切除术、骶前神经切断术、腹腔镜宫骶神经切除术等。

4. 其他治疗 包括物理治疗/理疗、针灸、治疗触发点、反射疗法、生物反馈疗法、膨胀疗法、蒂勒氏按摩法、顺势疗法等，但这些方法的疗效目前尚无定论。

二、经前期综合征

经前期综合征（premenstrual syndrome，PMS）又称经前紧张症或经前期紧张综合征，因其症状波及范围广泛，除精神、神经症状外，还涉及其他器官系统，故总称经前期综合征。PMS一般指生育年龄女性在月经周期的黄体期所发生的身体、心理和行为的改变，多开始于月经前6～12天，约50%女性存在不同程度的经前期症状,20%～30%的女性症状达到中重度,3%～8%的女性达到PMS诊断标准。

（一）临床表现

PMS症状繁多，因人、因时而异，其特点是症状的出现与消退与月经的关系基本固定。PMS的主要症状：①身体症状，如水肿、乳房胀痛、头痛、食欲增加、心悸等；②行为和心理症状，如抑郁、烦躁、疲劳、侵略、自杀倾向、注意力不集中、情绪波动、社会退缩等；③典型症状常在月经前1周开始，逐渐加重，至月经前2～3天最为严重，经后突然消失。

（二）诊断

PMS的诊断标准：①前3个月经周期中至少周期性出现1种精神神经症状（如疲劳乏力、急躁、抑郁、焦虑、忧伤、过度敏感、猜疑、情绪不稳等）和1种体质性症状（如乳房胀痛、四肢肿胀、腹胀、头痛等）；②症状在月经周期的黄体期反复出现，在晚卵泡期必须存在一段无症状的间歇期，即症状最晚在月经开始后4天内消失，至少在下次周期第12天前不再复发；③症状的严重程度足以影响患者的正常生活及工作。凡符合上述3项者才能诊断为PMS。纯粹的PMS在排卵前必须存在一段无症状间歇期，否则须与其他疾病进行鉴别。

（三）治疗

目前对PMS尚缺乏特异的、规范的治疗方法，但一般情况下控制症状可获得满意疗效。总治疗时间因人而异，大多数女性约需2年，个别女性甚至需要治疗至绝经期。

1. 生活方式调整　针对患者的心理病理因素，通过卫生宣教，使患者了解有关症状的生理知识，以协助其改善对症状的反应；通过调整日常生活节奏、加强体育锻炼、改善营养、减少对环境的应激反应等方法以减轻症状。

2. 药物治疗 补充钙、镁等矿物质及维生素，纠正水潴留，必要时使用溴隐亭调节乳房胀痛，使用抗抑郁和抗焦虑药控制患者的情绪症状，必要时使用激素治疗以抑制排卵。

三、孕产期心身相关障碍

孕产期心身相关障碍指由孕产妇心理问题诱发的躯体化功能障碍，在我国的发病率约32.2%。围生期为情绪障碍的高风险期，产前情绪障碍的患病比例高于产后。孕产妇心理问题可诱发躯体功能障碍，进而影响胎儿发育，并对分娩方式、产程、产后并发症及新生儿预后产生影响。

（一）危险因素

排除器质性疾病和产科风险因素后，孕产妇心理问题是孕产期心身相关障碍的直接诱因，主要表现为焦虑和抑郁，其危险因素包括孕妇年龄、文化水平、职业、生活环境、既往史、分娩担忧等。

（二）主要症状

孕产期心身相关障碍具有心理问题诱发躯体功能障碍的特点，二者共存并互相作用，重者可导致器质性心身相关障碍。常见的躯体症状包括多梦、易醒、入睡困难、尿频、恶心、呕吐、便秘、胃胀、胸闷、心悸、口干、肌肉酸痛等。

（三）防治

在中国，孕产期心身相关障碍患者及家属往往采取回避态度，不愿接受心理治疗，容易因健康知识缺乏而不能找到合适的治疗科室及医师。孕产妇心身相关障碍患者是一类特殊群体，应在保证孕产妇、胎儿及新生儿安全的前提下，对其开展多学科临床诊疗，由产科及心身科医师共同协作、评估筛查、做出诊断，并对有治疗意愿的孕产妇进行临床干预。医师应依据患者情况及其病情制订个体化治疗方案，进行积极健康宣教，针对孕产妇及其家属普及孕产期心身相关障碍预防知识（包括基于产科的心理调节、音乐调理等干预措施），并根据治疗效果及时调整临床治疗方案，对患者进行门诊治疗和家庭自我调适。

四、围绝经期综合征

围绝经期综合征（perimenopausal syndrome）指女性绝经前后出现性激素波动或减少所致的一系列以自主神经系统功能紊乱为主、伴有神经心理症状的症候群。

（一）临床表现

1. 近期症状

（1）月经改变：月经频发、月经稀发、不规则子宫出血、闭经等。

（2）血管舒缩症状：潮红、潮热、盗汗等。

（3）自主神经失调症状：心悸、眩晕、头痛、耳鸣、睡眠障碍等。

（4）精神神经症状：抑郁状态、焦虑状态。

2. 远期症状

（1）泌尿、生殖系统症状，如反复泌尿系统感染、性交困难或疼痛等。

（2）骨质疏松、关节疼痛。

（3）心血管病变，如阿尔茨海默病。

（4）皮肤、毛发变化。

（二）治疗

对围绝经期综合征的治疗多选择心理治疗配合对症治疗和（或）激素治疗，建议个性化治疗。

1. 一般治疗

（1）保证饮食和睡眠，锻炼身体。

（2）对患者进行健康教育，建立咨询门诊，消除患者疑虑，向患者介绍减轻症状的方法。

（3）做好心理护理，向患者提供心理支持，争取家庭成员的理解和支持。

2. 绝经激素治疗（menopausal hormone treatment，MHT） 或称激素替代治疗（hormone replacement therapy，HRT），即外源性提供具有性激素活性的药物。对绝经期年龄＜60岁，或者绝经时间＜10年且伴有无法忍受的症状的患者，如无禁忌证、无显著心血管风险和乳腺癌风险，同时愿意接受绝经后激素治疗，推荐无子宫疾病患者接受雌激素治疗，有子宫疾病患者接受雌激素加孕激素治疗，亦可选择替勃龙治疗。

3. 血管舒缩症状相关非激素治疗

（1）对于低中度热潮红的患者，推荐其采用非药物措施缓解症状，如降低调温器温度、选择多层次且便于更换的衣服、减肥、减少精神压力、避免饮酒和辛辣食物等。

（2）非激素处方疗法适用于存在中重度血管舒缩症状且

MHT禁忌或不愿接受MHT的患者。推荐药物是SSRIs/SNRIs、加巴喷丁、普瑞巴林等，若不耐受以上药物，可选用可乐定治疗。

（3）植物性药物可选用黑升麻、ω-3脂肪酸、红苜蓿、维生素E等。

（4）其他替代疗法，如焦虑控制、针灸、呼吸控制、催眠治疗等。

4. 泌尿生殖系统症状的治疗

（1）使用阴部湿润剂/润滑剂。

（2）若阴部湿润剂/润滑剂无效，可使用阴道局部雌激素治疗，但对乳腺癌或子宫内膜癌患者，应事先与患者协商后再决定是否使用。

（3）绝经后女性因阴道萎缩所致中重度性交困难者，可考虑使用奥培米芬，但不推荐有乳腺癌病史患者使用。

5. 围绝经期健康干预　若患者在绝经过渡期就诊，推荐临床医师借此机会完善生活方式干预措施，包括维持骨骼健康、戒烟戒酒、评估心血管风险、定期接受肿瘤筛查等。

第2节　不孕不育科常见心身相关障碍

不孕症是一个重要的社会问题，也是全球医疗系统面临的巨大挑战。其诊断过程和治疗周期长以及治疗结果的不确定性往往给患者造成巨大的心理负担，因此，接受不孕症治疗的患者经常出现不同程度的焦虑和抑郁症状。

一、流行病学

不孕症患者焦虑和抑郁的发生率不同，焦虑的发生率约

86.8%，抑郁约40.8%。焦虑和抑郁的发生与不孕持续时间有关，且于确诊后4～6年发病率最高。不孕症中焦虑和抑郁的发生率在不同性别人群中亦不相同：意大利的数据显示，不孕夫妇中14.7%的女性存在焦虑，而男性焦虑发生率仅为4.5%；丹麦的数据显示，不孕夫妇中11.6%的女性有抑郁症，而男性这个数据仅为4.3%。

二、焦虑对不孕症治疗效果的影响

“心因性不孕症”模型认为人格、家庭关系、性功能障碍、内疚感、强烈想要孩子的愿望、害怕分娩等均可直接或间接导致生育力下降。其发病机制可能与下丘脑-垂体-肾上腺轴激活有关，取卵日血清去甲肾上腺素（NE）和皮质醇显著升高者容易焦虑，相反，血清和细胞内液中的NE和皮质醇水平较低者辅助生育技术（assisted reproductive technology，ART）成功率较高。

不孕症的诊断本身就是一个显著的压力因素，而ART治疗又是一个长期的过程，从而进一步提高了应力水平。首次接受不孕症治疗的夫妇焦虑评分往往高于多次治疗者，而ART失败的夫妇焦虑水平往往更高。

三、抑郁症对不孕症治疗效果的影响

精神状态和生育能力之间的确切关系尚不清楚，研究结果提示，抑郁症可能会减低生育力，导致试管婴儿的成功率下降。女性抑郁症患者接受ART的成功率低于非抑郁症患者，且活产率较低。不孕治疗对抑郁症风险存在潜在影响。

四、治　　疗

对有严重精神问题的夫妇进行心理支持和早期精神病治疗有助于促进其健康水平，改善生活质量，并有可能提高不孕的治疗效果。

第3节　儿科常见心身相关障碍

躯体疾病对儿童心理及行为有一定的影响，某些躯体疾病本身可以引起儿童学习困难、焦虑、抑郁、易激惹及自卑感等行为，或者表现为退缩、孤僻、不合群，出现攻击行为。另外，父母态度对患儿躯体疾病也有影响，当一个家庭中有慢性躯体疾病的孩子，对于家庭是一场灾难，父母往往处于感情麻木状态，易情绪激动、焦虑，抑郁、内疚，不愿承认患儿得了难以康复的疾病，把患儿的病归因于自己照顾不当或其他过失，相互埋怨或迁怒于医师甚至患儿本人。这些因素都会对患儿的躯体疾病产生不利影响。下面介绍3种常见的儿童心身相关障碍。

一、癫　　痫

癫痫（epilepsy）是一种大脑神经元异常放电而引起的反复发作的慢性脑功能障碍性疾病。临床表现为运动障碍、意识障碍、情感障碍及感觉障碍等。癫痫患病率为7‰，大部分发生在儿童期。约1/4的患儿可由环境应激而促发，负性精神刺激是儿童癫痫最常见的促发因素，家庭冲突也是常见的促发剂，父母的过分关注或忽视都会使患儿症状持续。有的儿童能自行诱发或控制发作。

癫痫可伴有心理行为异常，其原因可由癫痫发作本身引起。脑器质性损害伴发的癫痫常伴智力损害和行为问题。无明显临床脑损害的患儿，大多数智力正常，但这类患儿患注意缺陷多动障碍及学习困难的发生率高，有局灶性放电者（尤其是颞叶）更常见。抗癫痫药可能对儿童学习和行为有影响。例如，苯巴比妥、苯妥英钠、安定类药物可引起多动、注意力不集中、轻微定向力障碍、烦躁等。

在家庭因素中，父母常由于担心患儿的前途而抑郁，由于害怕患儿癫痫发作而焦虑，对儿童的期望低而造成儿童自我意识差、依赖性强。有的患儿害怕自己在学校发作，被同学发现会嘲笑自己，因而出现焦虑，较大的儿童会担心自己的就业问题而出现抑郁，有的则因丧失信心而不肯去上学。

治疗上，首先要区别产生心理障碍的原因，由心理社会因素所致者应给予其相应的心理治疗，由癫痫发作本身、脑器质性损害及药物所致者应针对其病因做出积极处理。

二、抽动障碍

抽动障碍（tic disorders，TD）是起病于儿童期，以抽动为主要临床表现的神经精神疾病，其发病机制与中枢神经递质失衡有关，另外，与心理环境因素也密切相关。起病年龄2～21岁，以5～10岁最多见，男性明显多于女性，男女比例为（3～5）:1。主要临床表现：①运动性抽动，指头面部、颈肩、躯干及四肢肌肉不自主、突发、快速的收缩运动；②发声性抽动，指口鼻、咽喉及呼吸肌群的收缩，通过鼻、口腔和咽喉的气流而发声。

治疗上，心理行为治疗是改善抽动症状、干预共患病及改善社会功能的重要手段。对患儿和家长进行心理咨询，可调适其心理状态，消除病耻感。通过健康教育可指导患儿、家长、老师正确认识本病，不要过分关注患儿的抽动症状，合理安排患儿的日常生活，减轻患儿学业负担。行为治疗包括习惯逆转训练、暴露与反应预防、放松训练、阳性强化、自我监察、消退练习、认知行为治疗等。对于影响日常生活、学习或社交活动的中至重度抽动障碍患儿，单纯心理行为治疗效果不佳时，可加用药物治疗。药物治疗应从低剂量起始逐渐加至目标剂量，不宜过早换药或停药。当使用单一药物无效或有共患病时，可考虑联合用药，常用药物有多巴胺受体阻滞剂（如硫必利、氟哌啶醇、阿立哌唑等）、中枢性α受体激动剂（可乐定）及SSRIs（如氟西汀、帕罗西汀、舍曲林等），对于难治性抽动障碍还可应用抗癫痫药，如丙戊酸、托吡酯、安定类药物等。

三、单纯性肥胖症

单纯性肥胖症是指脂肪在组织中过度贮存，体重超过标准体重的20%，并且除外内分泌代谢性疾病导致的继发性肥胖。近年来，我国小儿单纯性肥胖症有增多趋势，并与高血压、冠心病、糖尿病及脑血管病的发生有密切关系。

单纯性肥胖症是遗传和社会心理因素共同作用的结果。社会心理因素中不适当的摄食行为会导致肥胖，肥胖儿进食量大、进食速度快，爱食含淀粉多的甜食，吃零食多，活动减少，造成脂肪消耗少，使脂肪在体内蓄积。父母或患儿心理障碍也会导致患儿肥胖，儿童自身的焦虑、抑郁也可引起饥饿感而出现多食行为。肥胖儿童易出现异常心理特征，如抑郁、自卑及人格异常。由于体型较肥胖，活动不灵活，患儿对自身外貌感到烦恼，在行为方面，有的儿童表现为退缩，不主动参加比赛和娱乐活动。

单纯性肥胖症的治疗以控制饮食和增加体力活动为主，在饮食治疗的同时辅以心理治疗，要使患儿认识到肥胖的危害性，建立治疗信心，同时可以采用行为矫正疗法，循序渐进，逐渐减少进食量，并辅以必要的奖励措施。另外，也可采取短期集体治疗的方式，让患儿集体进食，互相鼓励和帮助。对于自我评价低、自卑感重的儿童，要帮助他们消除心理障碍，提高自我意识水平。对于家庭关系存在问题者，应辅以家庭治疗，改变父母不当的教养方式。本病的预防较治疗更重要，因此，对儿童自幼培养正确、良好的进食习惯，加强体育锻炼，可以在饮食习惯尚未固定、脂肪组织细胞大量增生以前达到预防目的。

第4节　老年科常见心身相关障碍

伴随中国步入老龄化社会的进程，老年病和慢性病开始成为热点研究领域。老年心身相关障碍具有一般心身相关障碍的特点，而躯体和心理状态的双重老化会让疾病更加复杂化，因此，对老年心身相关障碍的诊治要全方位和人文化，不仅要重视躯体方面的诊治，还要重视心理、社会因素，甚至要考虑伦理方面的综合诊治。从传统精神医学角度来看，老年患者具有4D特点，即抑郁（depression）、痴呆（dementia）、谵妄（delirium）和药物所致精神障碍（drug-related mental problem）。

老年心身相关障碍常为慢性过程，具有难治性、易复发、共病多及症状特征性不强等特点，老年患者常主诉有头晕、头痛、耳鸣、听力和视力下降、慢性疼痛和感觉异常、心悸、憋气、失眠不寐、情志不调、多梦、食欲减退、便秘等多种症状并存，往往干扰了医师对主要疾病的诊断，少数还出现强迫、幻视、幻听、行为异常、被害妄想等精神问题，此时需要精神科医师协助诊断和治疗。

一、影响因素

（一）应激

来自家庭、单位和社会的应激（如住房搬迁、丧偶、丧子、家庭矛盾及邻里关系冲突等），来自角色上的改变（如职位改变，由原来的主要领导成为退休干部，或者在家庭中的角色由原来的主心骨逐渐变为从属地位），等等，都可引起心身相关障碍，尤其是心血管、消化、内分泌及神经系统的心身相关障碍。

（二）情绪、情感

情绪、情感状态会使相应激素的分泌发生变化，降低人体免疫力，从而影响身体健康。衰老，疾病，不可避免和日渐临近的死亡威胁而产生的绝望、无助和时间紧迫感，各种原因引起的情绪不稳定，这些因素均会导致疾病的发生。

（三）个体性格

老年人对生活事件的敏感程度较高，很容易受到生活事件的影响，有时轻度的生活事件都会导致心身相关障碍的发生，如冠心病、高血压、心律失常及消化性溃疡等。

（四）心理防御机制

老年人面临困难或心理压力时心理适应性明显下降，往往过多使用妥协和消极的防御机制，心理紧张不能及时得到宣泄，这些不良的应对方式容易使老年人发生肿瘤且与肿瘤的不良预后有关。

二、评估和诊断

每个系统疾病的症状和临床表现不同，可依照各专业的相关指南和共识来进行诊断。例如：出现消化不良和食欲减退可参照《老年人功能性消化不良诊治专家共识》的流程进行诊断、鉴别诊断及治疗；若是共病问题，可采用老年累积疾病评估量表对各系统疾病的类型和级别进行评估，如此对共病评估会显得更加完善。

老年患者往往多系统疾病并存，建议采用多学科方法评估老年人的躯体情况、功能状态、心理健康、社会环境状况等。《中国老年综合评估技术应用专家共识》提出，应用老年综合评估是筛查老年综合征的有效手段，也是综合评定老年心身相关障碍的基本方法之一。具体评估内容包括一般情况评估（性别、年龄、婚姻状况、身高、体重、烟酒嗜好、文化程度、职业、爱好等）、躯体功能状态评估（日常生活活动能力、平衡能力、姿势、步态、跌倒风险等）、营养状态评估（结合多项营养指标评估患者的营养状况）、精神和心理状态评估（认知功能、谵妄、焦虑、抑郁等）、睡眠状况评估等。有关社会支持和居家环境评估的量表适合意识清晰且认知良好的老年人。除此之外，对于卧床、听力障碍、视力障碍及尿失禁的老年患者需要进一步详细评估。

三、治　　疗

除药物和专科治疗外，往往建议对患者进行行为疗法、认知疗法和心理干预，给予患者必要而充分的心理支持，在此基础上，甚至可选择TCAs、SSRIs或SNRIs类药物。精神心理治疗不仅可缓解症状，还可提高患者的生活质量。有的老年患者应用5种及以上药品应视为多重用药，此时评估老年人潜在不恰当用药是必须的。

（一）心理干预

1. 认知行为治疗　在多种心身相关障碍的治疗中均建议加用认知行为治疗，包括放松疗法、生物反馈疗法、正念疗法等，这些治疗对躯体功能、抑郁情绪及生存质量均有正性作用。

2. 支持–表达治疗　老年患者由于个体生活经验、社会文化、医学和家庭因素的影响，在疾病时刻更容易经历情绪上的不安，治疗者可采用治疗性言语，协助老年患者改善心境，宣泄消极情绪，增加战胜疾病的信心，促进心身康复。

3. 家庭治疗和集体心理治疗　家庭交流方面支持对老年患者是必不可少的。集体心理治疗是一种为了某些共同目的而将患者集中起来进行心理治疗的方法，是多种技术的有机结合，在集体中老年患者之间可相互提供情感支持。

4. 其他治疗　包括催眠疗法、音乐治疗、人际心理治疗、尊严心理治疗等，均有一定效果。

（二）药物治疗

在充分心理干预治疗的基础上，可选用合适的抗抑郁药和抗焦虑药，必要时需要有精神心理科医师的联合治疗。

（三）中医药治疗

我国传统中医药对老年心身相关障碍患者的治疗具有较好的疗效。此外，中医行为疗法、针灸、理疗或多种疗法联用，也是可选择的治疗措施。在我国，中医诊治老年心身相关障碍患者具有一定优势。

总之，老年心身相关障碍的诊疗要贯彻以患者为中心的原则，治疗应以提高生活质量为中心。医师要对老年患者的心身状态进行评估，对其病情严重程度、残留功能及预后进行评估，还要对老年患者的家庭情况、社会环境及经济状态进行评估。

第5节　肿瘤科常见心身相关障碍

恶性肿瘤是导致人类死亡的主要疾病之一，近年来其发病率呈逐渐增高的趋势。诸多不良生活方式（如吸烟、饮酒、不良饮食习惯等）均与癌症风险之间有密切关系，人格特点、生活事件、情绪、社会支持、社会经济地位等在癌症的发生、发展及转归过程中也发挥着重要作用。

一、常见心身症状

有研究发现：使用不同工具调查的焦虑发生率在19.0%～49.0%；适应障碍发生率在姑息治疗患者中为15.4%，乳腺癌患者中为35.0%，终末期患者中为19.0%；15.0%的白血病患者患有急性应激障碍。既往研究还发现，癌症患者抑郁发病率高于普通人群，且与癌症的类型高度相关，如喉癌（22.0%～57.0%）、胰腺癌（33.0%～50.0%）、乳腺癌（1.5%～46.0%）、肺癌（11.0%～44.0%），结肠癌（13.0%～25.0%）、妇科癌症（12.0%～23.0%）、恶性淋巴瘤（8.0%～19.0%）等。癌症患者发生抑郁与更差的生活质量、更严重的躯体症状、更差的治疗依从性及更多的自杀意愿密切相关。谵妄也是癌症患者常见的一组神经精神综合征，发病率在10.0%～30.0%，终末期患者可达85.0%。另外，癌症患者的疼痛、癌性疲乏、恶心呕吐、恶病质、更年期潮热等症状也与心理社会因素密切相关。

二、治　疗

抗抑郁药、抗精神病药、精神兴奋剂、苯二氮䓬类等精神药物在处理此类症状时有效，如文拉法辛和度洛西汀可用以治疗神经病理性疼痛，文拉法辛、艾司西酞普兰、氟西汀等可用以处理更年期潮热。

第6节　心内科常见心身相关障碍

临床上经常遇到如下情况，有些患者因为心脏病症状入院，在给予介入治疗或手术治疗后，其心脏和血管解剖结构已经恢复正常，但仍反复因心脏病症状而就诊或住院。有些患者在住院接受各项检查后并未发现心血管系统结构和功能的异常，但是患者仍然反复因心脏病症状到心内科就诊或住院治疗。这些患者的共同临床特征是存在精神心理问题，其临床症状属于心身医学范畴，即心脏心身问题。使用心内科治疗手段效果差，抗焦虑抑郁治疗可显著改善其心血管病症状。这类患者临床表现复杂多变，导致识别率和治疗率低，严重影响患者的生活质量和治疗效果。

一、流行病学

1. 心脏科就诊患者常伴有精神症状　2005年一项对北京10家二级和三级医院的心血管内科门诊的调查显示，在连续就诊的3260例患者中焦虑检出率为42.5%，抑郁检出率为7.1%，其中在冠心病患者中抑郁和焦虑检出率分别为9.2%和45.8%，在高血压患者中分别为4.9%和47.2%。研究还显示，在心血管科就诊患者中，12.7%无法诊断为心血管病，但精神症状明显，27.7%

为心血管病合并存在精神症状。

2. 无论有无器质性心脏疾病，均可伴有精神症状 部分在心脏科就诊的患者，没有明确躯体疾病，但精神症状明显，同时，也有相当部分心血管病患者存在焦虑、抑郁症状。2009年Deng等的调查发现，1083例经冠状动脉造影诊断为冠心病的住院患者中，抑郁症状检出率7.9%，焦虑症状检出率28.3%，同时符合焦虑和抑郁状态的为14.3%。在因胸痛而行冠状动脉造影检查的患者中，冠状动脉正常或接近正常的患者占10.0%～40.0%，其中大部分患者心脏方面的主诉难以用其他器质性疾病解释，而这些患者中15.0%最终诊断为惊恐障碍，27.0%最终诊断为抑郁症。

二、临床表现

患者因躯体化症状反复就诊，包括心悸、胸闷、胸痛、憋气、呼吸困难、头晕等心血管病症状，但客观检查正常，或者心血管病治疗后患者的客观证据显示恢复良好，但临床症状频繁发作。患者往往存在以下某一项症状：①抑郁症状，表现为情绪低落，对事情失去兴趣，无原因乏力，睡眠困难，早醒，有自杀念头；②焦虑症状，表现为紧张不安，失眠烦躁，易疲劳，注意力不集中，与外界刺激不相称的过分担忧。

三、评估和诊断

对患者的评估和诊断应注意：①首先，应对患者的躯体不适主诉进行详细问诊和体格检查，进行症状学鉴别诊断和必要的客观检查，同时了解患者的睡眠质量、发病前后生活中有无特殊事件、患者对疾病的看法及目前的情绪状态。②其次，应了解患者在症状发作时是否伴自主神经功能紊乱表现，如出冷汗、四肢乏力、面色苍白、肢体颤抖、恶心、便意、尿急等。③再次，应进一步了解患者平时的情绪状态，是否存在心境差、寡言少语，是否睡眠质量差，易激惹，过度担心。可以使用焦虑抑郁自评或他评量表对患者进行评估，推荐使用9项患者健康问卷（PHQ-9）、广泛性焦虑障碍量表（GAD-7）或汉密尔顿焦虑量表。④最后，应综合分析患者的检查结果，分析客观检查与临床症状是否相符。例如，患者的临床症状很重，但客观检查未见异常，同时存在失眠和精神心理问题，且发作时伴有自主神经功能紊乱表现，可明确为心脏心身问题。

四、治　　疗

心内科心身相关障碍的治疗包括非药物治疗和药物治疗。非药物治疗可以改善患者的生活质量，缓解其焦虑、抑郁情绪，可作为首选治疗，但是中重度焦虑、抑郁障碍患者，应选择抗焦虑药和抗抑郁药治疗。

1. 非药物治疗　非药物治疗包括支持性心理帮助、认知行为治疗、心理治疗、调动家庭支持系统、运动疗法、放松训练、中医针灸治疗、生物反馈疗法等，还应制订随访制度，提高治疗依从性。

2. 药物治疗　对于伴有心血管病症状合并精神心理问题的患者，若症状持续1个月以上，且使用针对心血管病的药物治疗效果不佳，可对症处理患者的精神症状，以改善心血管病症状，提高生活质量，但是目前使用何种药物能对心脏疾病有益仍存在争议。

已有安全性证据可用于心血管病患者的抗抑郁焦虑药物包括以下3类：①SSRIs类药物；②苯二氮䓬类药物，可用于焦虑症和失眠的治疗；③复合制剂——氟哌噻吨美利曲辛复合制剂。目前尚无安全性证据可用于心血管病患者的抗抑郁焦虑药物包括SNRIs（文拉法辛、度洛西汀）和NaSSA（米氮平）类药物，这两类药物抗焦虑抑郁效果较好，但SNRIs类药物有升高血压的风险，NaSSA类药物有促进食欲、增加体重和糖代谢紊乱的风险，目前临床上用于心血管病患者的安全性还不明确。

祖国传统医学始终提倡双心同治，活血化瘀的中药不仅可改善心肌缺血，还可改善抑郁、焦虑症状，常见药物有人参、麝香、玉竹、丹参、三七、降香等。

3. 转诊及与精神科合作 对伴有焦虑、抑郁等精神心理因素的心脏病患者，特别是急性焦虑发作的患者，必要时可请精神心理科医师会诊或转诊。

第7节 消化科常见心身相关障碍

消化系统心身相关障碍是指社会心理因素在消化系统疾病的发生、发展、演变及转归中起重要作用的躯体疾病，包括器质性和（或）功能性2种。广义的消化心身医学还包括与消化系统健康事业相关的心理、社会及环境问题。近年来消化系统疾病所涉及的社会心理问题居内科心身相关障碍的首位，有报道指出，45%～75%的消化系统疾病伴有心身因素。

一、常见病种

美国心理生理障碍学会指出，消化系统心身相关障碍主要包括消化性溃疡、食管痉挛和神经性呕吐、溃疡性结肠炎、神经性厌食、幽门痉挛、过敏性结肠炎等。日本全国通用心身相关障碍分类中，消化系统心身相关障碍包括消化性溃疡、食管痉挛和神经性呕吐、溃疡性结肠炎、神经性厌食、幽门痉挛、过敏性结肠炎、腹部饱胀、空气吞咽（吞气症）等。全国高等学校教材《心身医学》中提到，消化系统心身相关障碍包括消化性溃疡、炎性肠病、胃食管反流病、急性应激性溃疡、肠易激综合征、慢性胰腺炎等。

消化科常见心身相关障碍的特点：①社会心理因素贯穿疾病始终，在疾病的发生、发展、演变及转归中起重要作用；②临床表现以消化道症状为主，器质性疾病单独存在或合并功能性疾病；③消化系统疾病可引发或加重精神心理反应；④单纯生物学治疗效果欠佳，需要辅助心理治疗以提高疗效；⑤排除精神科躯体形式障碍。

二、评估和诊断

早期心身相关障碍提倡多维综合评估，包括明确生物学诊断、行为评估、情绪障碍评估、认知评估、个性评估、社会功能和认知关系评估7个方面的内容。

消化系统心身相关障碍的诊断思路：①病史采集要详细，重点是患者发病前的心理状态和情绪改变，如心理应激的来源、性质和程度，患者对应激事件的认知和反应，患者的个性特点、生活史、家族史、家庭和工作环境、社会支持、灵性与信仰，以及患者的睡眠状况等；②对患者进行体格检查以及消化道内镜、影像学及相关功能检查，以明确消化道器质性病变和功能异常；③收集患者临床表现及体征，尤其是消化系统心身特征性的临床症状及体征，如患者的特殊就诊行为等；④采用标准化心理测量工具对患者进行评估，包括人格测试量表、心身症状量表等；⑤对患者进行社会心理因素调查，以明确患者在发病前是否存在心身问题及其对患者产生影响的严重程度，通常可采用生活事件量表和社会支持评定量表。

三、治　　疗

在消化系统心身相关障碍的治疗中，必须重视疾病的精神因素。当单纯生物疗法治疗效果较差或无效时，要及时辅以抗抑郁药及心理支持治疗，特别是对存在抑郁等情绪障碍的患者更要引起足够的重视。对消化系统心身健康问题的识别和处置属于精神医学、神经胃肠病学和消化内科临床治疗学的学科交叉领域，在常规消化专科处置的基础上，恰当地处置心身问题能不同程度地提高医师对疾病的处置水平，从而取得更理想的疗效。对于可能达到精神专科显性诊断的精神专科问题，应尽早转诊和（或）联络精神专科医师会诊。

第 8 节　口腔科常见心身相关障碍

口腔心身问题是以患者的躯体症状为主诉，与心理因素相关，伴或不伴机体组织器官形态学改变的一种病态。一般的临床检查往往不能明确其病因，临床医师需要仔细倾听患者的主诉，并据此做出分析和诊断。部分口腔心身症患者通常伴有内科心身症的症状，心理情绪应激是此类疾病发生或复发的主要因素，常与可或不可自我意识到的情绪创伤有关。

一、常见心身相关障碍及治疗

1. 口腔扁平苔藓（oral lichen planus，OLP） 此类疾病与心理障碍（如焦虑、抑郁）有一定相关性，患者常以焦虑情绪占主导，多数患者有精神创伤史或生活压力过大、心情不畅、情绪焦虑等。这些心理问题常促使其病情加重，反复发作甚至迁延不愈。绝大多数患者在发病前能明确说出自己的痛苦所在。对这类患者进行良好沟通，做好心理辅导，鼓励其自我身心调节，病情常可得到缓解。

2. 颞下颌关节紊乱（temporomandibular joint dysfunction syndrome，TMD） TMD患者常伴有心理因素（焦虑、抑郁等）和社会因素（对工作、生活缺乏信心和热情，社会支持欠缺等）的异常。疾病的发生可能与患者经历较多的重大生活事件和相对较少的社会支持有关。治疗时应联合采用心理疗法，以减轻患者的焦虑和抑郁程度，纠正不良情绪。

3. 复发性口腔溃疡（recurrent apthous ulce，RAU） 心理社会因素与RAU的发病关系密切，且与疾病严重程度有关。工作压力大、睡眠不足、易疲劳、好生气、苦闷多虑、记忆力和注意力减退等症状常是患者的伴随表现，这就导致了疾病症状的加重和反复发作。治疗时应注意患者的情绪问题，使用心理治疗方法进行辅助治疗。

4. 灼口综合征（burning mouth syndrome，BMS） BMS患者常伴有抑郁、焦虑及人格障碍等。这些患者往往过于关注自己的健康，缺乏主动性，想法偏于负性，偏抑郁性格，面对疾病时常以消极的态度应对。治疗此类疾病应运用积极的语言取得患者的信赖，帮助其消除心理障碍。

二、心理因素起一定作用的口腔疾病

多形红斑、类天疱疮、盘状红斑狼疮是变态反应性和自身免疫性疾病，与免疫、过敏、内分泌等多种因素相关。由于患者自身有过敏体质或狼疮体质，当外界出现刺激时体内发生抗原抗体反应。心理因素在该类疾病发生、进展及复发中起重要作用，也是疾病的促发因素。

三、心理因素作为易感因素的口腔疾病

以细菌感染类疾病为主，包括龋病、慢性牙周炎、坏死性龈口炎、球菌性口炎、单纯疱疹、口腔念珠菌病等，这些疾病的发生需要致病菌结合宿主因素。此类疾病患者常有情绪应激而产生的口腔卫生不良，以及饮食、吸烟等不良习惯导致的菌斑聚集，这使患者的口腔局部环境改变，导致细菌聚集而引发疾病。对于此类患者除常规治疗外，仍需辅助心理治疗，以解除使自我无法自拔的冲突，使之改变不良习惯和反应形式。

四、由不良口腔习惯引起的口腔疾病

此类疾病主要包括咬颊黏膜导致的黏膜溃疡，异物刺激黏膜引起的自伤性溃疡，由磨牙症导致的牙体和牙周组织破坏，吐舌、咬唇、吮指导致的牙领畸形，吸烟所致黏膜白斑或牙周病等，主要由患者焦虑或不良习惯及癖好所致，治疗中通过适当的心理疏导使患者改正不良习惯尤为重要。

五、口腔及颌面部不典型疼痛

此类疾病与紧张、抑郁、焦虑等不良情绪有关，如非典型性牙（面）痛、颞下颌关节功能紊乱、心理因素引起的咀嚼肌痉挛和疼痛等。

第9节　风湿免疫科常见心身相关障碍

风湿病是一种发病原因较为复杂，以疼痛为常见症状，累

及全身多脏器，临床表现为慢性、反复发作的进展性疾病。某些风湿免疫性疾病，如系统性红斑狼疮（systemic lupus erythematosus，SLE）、系统性硬化病等可使容貌改变，类风湿关节炎、强直性脊柱炎等可使关节或脊柱畸形而致残，从而对患者心理产生影响。持续的负性情绪和心理问题又反作用于免疫系统，导致免疫紊乱进一步加重。功能性风湿病（如纤维肌痛症等）本身就有心理因素直接参与发病，因此，心身医学广泛涉及风湿免疫病领域。随着现代医学跨入生物-心理-社会医学模式时代，风湿病专科医师也开始对此类疾病从心身医学的角度来认识和实践。

一、常见心身相关障碍

1. 类风湿关节炎　慢性自身免疫性关节炎，随病情进展可出现关节破坏、畸形、致残，患者最终丧失劳动力和生活能力，往往给患者及家人带来严重的经济负担和心理压力。多项研究均提示，类风湿关节炎患者广泛存在不同程度的焦虑和抑郁表现，进一步回归分析提示社会支持、经济状况等因素可影响患者的情绪体验。老年患者更容易出现焦虑和抑郁情绪，疼痛、担心致残及给子女增加负担是影响老年类风湿关节炎患者的主要因素。

2. 强直性脊柱炎　一种慢性炎性疾病，以中轴关节受累为主，晚期可出现脊柱骨性强直和股骨头坏死等，有明显家族聚集性。这类患者最常出现的心理症状是焦虑、抑郁、恐惧及疲劳。患者担心自身疾病无法治愈、致残率极高、治疗费用高、自身劳动能力下降导致经济来源减少、家庭经济负担过重，这些因素导致的焦虑和抑郁情绪又会明显影响疾病的发展和转归，因而疾病进展和负性心理形成恶性循环，进一步相互影响，使患者的生活质量持续下降。治疗上除了控制病情进展外，还应采取相应措施改善患者的焦虑、抑郁情绪。有家族史的患者更易出现躯体化症状、强迫、人际关系敏感、恐惧、焦虑、抑郁等情况，值得临床医师重视。

3. 系统性红斑狼疮 SLE是一种累及多系统的自身免疫疾病，病情迁延反复，临床表现多种多样，多见于年轻女性，需长期应用糖皮质激素、免疫抑制剂等药物治疗。患者中出现心身问题的比例极高，王艳明等研究显示，SLE患者均存在不同程度的心理障碍。年龄对患者心理障碍的影响程度较小，文化程度低、年均收入低、病程长、未婚、社会支持度低的患者更容易出现心理障碍。与健康人群相比，SLE患者在乐观、希望、韧性、自我效能等4个维度方面的积极心理资本水平明显减低。

SLE患者的容貌体态改变、妊娠困难、劳动力减退、经济负担加重等问题，会严重影响其对自我价值的评价及其家庭社会生活，尤其在SLE活动期，加之女性患者性格脆弱，被诊断为SLE对患者来讲是一种严重的应激事件，患者会感到生命受到威胁，常出现一系列精神心理障碍。SLE患者的焦虑抑郁情绪也可能因器质性疾病因素引起，如免疫系统改变、出现各种并发症等，继而影响其脑细胞功能和神经递质水平。

4. 干燥综合征 一种主要累及外分泌腺体的慢性炎症性自身免疫疾病。临床表现为唾液腺及泪腺受损、分泌功能下降，进而出现口干、眼干以及其他外分泌腺和腺体外其他器官受累的多系统损害。眼干涩是一个困扰患者的重要症状，研究发现，临床中有很多干眼患者具有明显的神经精神症状，并以焦虑、抑郁为主要表现。

5. 纤维肌痛综合征 一种临床上常见又饱受争议的慢性肌肉疼痛性疾病。主要表现为周身肌肉疼痛、疲劳及睡眠障碍，常伴有焦虑、抑郁、认知障碍及情绪障碍，也常伴发雷诺综合征、肠易激综合征及心理疾病。心理及精神压力、躯体创伤等常可诱发此病，精神类疾病患者发病率在此病患者中明显高于其他风湿病患者。纤维肌痛综合征患者存在明显的心理障碍，主要表现为抑郁、焦虑、躯体化症状，同时抑郁严重程度多与病情相关。

二、躯体化症状

抑郁/焦虑可引发多种功能性风湿症状，如消化系统的腹泻、便秘、肠易激，心血管系统的心悸、胸痛，呼吸系统的胸闷、气短，以及通俗观念中的多种“风湿”症状，如腰背疼痛、关节疼痛、肢体疼痛、怕风怕凉、躯体麻木感、酸沉感及其他感觉异常等，这些都可以是功能性风湿躯体症状。疼痛是最常见的功能性风湿症状。抑郁障碍患者中慢性疼痛的患病率高达65.6%，而这些患者的疼痛程度与抑郁严重程度呈正相关，焦虑障碍患者疼痛患病率是普通人群的2倍左右，而抑郁与焦虑障碍共病患者的疼痛患病率可高达78%。功能性风湿症状容易被误诊为器质性风湿病，患者往往因担心器质性风湿病的不良预后而更加抑郁/焦虑，抑郁/焦虑情绪反过来会导致疼痛等躯体症状愈加严重。此外，不恰当地使用抗风湿病药物不但无法减轻患者疼痛，还会给患者带来不必要的经济负担。以上因素均可能导致患者被动进入抑郁→疼痛→更抑郁→更疼痛的恶性循环，从而对生活和工作造成严重影响。

三、治　　疗

心理、社会因素在风湿免疫性疾病的发生、发展中起着非常重要的作用。目前风湿免疫领域的心身医学工作主要是心理护理在起着主要的作用，但心理护理具有一定局限性，更期待风湿科医师和心身医学科医师加强合作，共同促进风湿病学和心身医学的学科深入交叉，进一步将认知行为疗法、合理情绪疗法、放松疗法等一些有确切效果和持续效应的心理治疗方法合理地应用于风湿病领域，使就诊于风湿免疫科且具有心身相关障碍的患者得到正确的综合诊断和全方位的治疗，使疾病诊治进入良性循环，减轻患者的痛苦及疾病给家庭和社会带来的负担。

第10节　其他科室常见心身相关障碍

一、器官移植相关心身相关障碍

器官移植已经成为现代医学不可缺少的环节。除手术本身外，患者还面临着个人及社会环境影响下的心理反应问题。器官移植前后，患者的精神压力及相应的心理反应，以及不同器官移植受社会价值观影响下的个人心理反应（如应激、焦虑、抑郁等）都非常常见。器官移植前后对患者的心理评估尤为重要。

（一）术前

器官移植患者的术前心理反应，不仅仅是对手术本身的担忧及考虑。从诊断这一步开始，患者就开始经历不同程度的压力，出现不同程度的情绪反应及应激反应。当患者被告知需要进行器官移植时，新的焦虑源便产生了，患者常出现自主神经亢奋的症状，如恶心、呼吸急促、胸闷、出冷汗、心悸等，同时伴有压力、消极、忧郁、绝望等不同的心理历程。直至接受治疗方案，等到移植器官，开始术前准备，患者又会经历有希望、有压力、有信心等不同心理反应。有关患者的一系列心理活动，目前并未有具体的心理学研究实验及数据，唯一能够确定的是患者一系列心理活动的终点都是对接受器官移植这一事实的适应。患者对死亡的恐惧、内心的冲突以及对器官移植时效性和疗效的担忧，都是比较普遍的压力来源。

（二）术后

在手术期间，医师治疗的注意力通常集中在患者生理功能的恢复上，如常见的排斥反应、药物引起的焦虑及情绪失调等。术后第一天，患者可能会有谵妄反应，思维混乱、语言混乱、间歇性幻觉及妄想等都是有可能表现出的症状。这些症状多数情况下都是暂时性的，并且之后很少反复，但都会延长患者的住院治疗时间以及术后短期内的生活质量，给患者造成心理及情绪上的压力与担忧。

术后长时间的心理压力和情绪反应，主要来源于机体恢复、免疫抑制药物、外界环境及经济压力。抑制免疫反应的药物会对患者的神经系统产生负面效应，精神疾病症状及神经疾病症状都可能因神经系统反应而产生。在机体排斥反应及免疫抑制剂应用过程中，也会引起患者性格、情绪等暂时改变。

在面临诸多压力时，患者的情绪会发生变化，这种变化通常会伴随患者很长一段时间，甚至是一生，即使生理状况在术后表现良好的患者依然有同样的压力。例如，患者在治疗期间出现的社会经济地位、家庭角色、工作岗位等的损失、回归及找回都是压力的中心。此外，患者在生活和饮食、血糖和体脂平衡、酒精、烟草及锻炼的控制方面，也会产生极大的负面压力。

（三）心理干预

术前心理评估非常重要，所有器官移植患者都需要接受术前心理评估。患者的心理活动、情绪、意识、社会情况等都在考量范围内。通常情况下，术前心理评估可以纳入患者的病历档案，与生理健康一样进行评估，设计治疗方案。

从诊断到术后长时间恢复期间，心理干预在每一阶段都可以帮助患者更好地应对接下来的治疗和生活。患者对有关手术信息可靠性方面的担忧以及对自身面临器官移植手术这一现实的心理活动，通常是压力和焦虑的根源，因此，通过心理干预可提高患者的生活质量。医师在许多情况下，除帮助患者外，还会对其家属进行心理学知识的普及教育，以家庭形式帮助患者渡过难关。患者的治疗及恢复方案是在患者和医师共同协商下做出的一系列决定，因此，越早期的心理干预，越有助于帮助患者减少基于之前决定所带来的后续压力和焦虑，并且帮助患者提高生活质量。

二、临终关怀相关心身问题

WHO对临终关怀的定义：针对那些对治愈性治疗无反应的晚期患者，给予积极和全面的照顾，以控制疼痛及有关症状为重点，并关注其心理、社交及精神需要，目标在于提高和改善患者及家属的生活质量。目前临终关怀的照顾人群已由癌症延伸至以下八大类疾病：①老年期及初老期器质性精神病态（失智等）；②其他大脑变质（卒中等）；③心脏衰竭；④慢性阻塞性肺疾病；⑤肺部其他疾病（肺纤维化等）；⑥慢性肝病及肝硬化；⑦急性肾衰竭；⑧慢性肾衰竭及肾衰竭。

（一）理念和宗旨

1. 理念 生命的旅程是自然行进的，死亡是生命的一部分，每个人都是有价值的、个体化的并且是有身、心、社、灵各层次需求的，每个人都应被尊重、被聆听，减少痛苦。

2. 宗旨 尊重生命自然规律，维护患者尊严和自主权，向患者提供全人关怀和适宜疗护，保障患者身心舒适、安宁，维持患者生活质量，协助患者安详离世。

3. 六全照顾　临终关怀强调六全照顾，即全人、全家、全程、全队、全社区、全心，意指给予患者身、心、社、灵的全人照护，关注所有家庭成员，由医师、护士、心理师、营养师、志愿者等多专业人员合作，对患者从诊断早期到死亡（包括患者逝世后对家属的悲伤辅导）的整个阶段都进行关注，不仅在医院，而且在社区和家庭都对患者进行全心全意的照顾。

（二）临终关怀的模式

1. 住院照护　当患者有难以处理的症状时才需要住院，由医疗团队对患者进行评估、调整用药、做好症状控制，并给予全人照顾。患者的症状稳定时就可以出院回到熟悉的家中或是原来的长照安养机构，接受“居家安宁”照顾。

2. 居家照护安宁　居家照护安宁是指安宁医疗团队持续性地到患者家中随访，并提出适合的改善建议。这种安宁居家的照顾模式可以让患者回到熟悉的生活环境中，与家人团聚，增加安全感，利于身心恢复，又可缩短安宁病房住院天数，提高病床利用率，给更多的病患带来救治机会。若是患者病情有所变化，也可以在安宁居家团队的评估和安排下直接入住医院的安宁病房，以减少不必要的舟车劳顿。

3. 安宁共同照护　安宁共同照护是可以让患者在原来的病房，在原医疗团队的照顾下，接受安宁医疗照顾。只要原医疗团队提出申请，安宁缓和医疗团队就会到病房评估患者状况，与原诊治医疗团队共同照护患者并提供安宁相关服务。如此可避免患者等待安宁病房床位的时间，也能增加不同专业团队间的合作和沟通，让安宁的理念无所不在。

4. 社区安宁　社区安宁强调由基层医疗机构来负担社区内末期病患的照顾工作，这样一来家庭中的患者不一定要在大医院才能接受安宁照顾。症状与疼痛控制、身体照顾、病患及家属的心理照护、善终准备、临终照护，尤其是对哀伤家属的辅导及后续追踪等，完全由位于第一线社区中的基层医护人员完成，而大医院作为第二线支援，这样就会增加安宁照顾的有效性和持续性。

（三）死亡教育

1. 死亡教育的目的

（1）引导人们对生死进行思考，理解死亡是不可抗拒的自然规律，从而树立科学、合理、健康的死亡观。

（2）使人们正确地认识死亡的各种表象、情境及反应。

（3）消除人们对死亡的恐惧、焦虑等心理反应，教育人们坦然地面对死亡。

（4）使人们思索各种死亡问题，学习和探讨死亡的心理过程以及死亡对人们的心理影响，为处理自我之死、亲人之死做好心理上的准备。

（5）使人们懂得尊重、维护和不伤害他人的生命。

（6）使人们了解死亡的原因以及预防与延缓死亡的措施。

（7）使人们勇敢地正视生老病死的问题，加深对死亡的深刻认识，使更多的人认识到人生包括优生、优活、优死三大阶段，并将这种认识转化为珍惜生命、快乐地度过一生。

2. 对老年人进行死亡教育的内容 对老年人的死亡教育主要包括以下4个方面的内容：①克服对死亡的畏惧心理；②认识疾病，与疾病作斗争；③树立正确的人生观、价值观；④安定地对待死亡，从心理上接受死亡、战胜死亡。

总之，死亡教育不仅让人们懂得如何活得健康、活得有价值、活得无痛苦，而且还要死得有尊严。它既强化人们的权利意识，又有利于促进医学科学的发展。通过死亡教育，可以使人们认识到死亡是不可抗拒的自然规律。目前，我国已进入老龄化社会，人口老龄化问题已引起社会的广泛关注，工作的丧失、生理功能的减退及社会关系的变化均使老年人承受着沉重的心理负担，很多老年人感受不到生活的意义。死亡教育可以让老年人学会调适不健康及趋向死亡的心理，重新认识生命的意义，从容地面对死亡。从另一方面讲，死亡教育也是破除迷信和提高素养的教育，是人生观教育的组成部分，也是社会精神文明发展的需求。面对这样一个生死问题逐渐增多的社会，死亡教育对人们正确认识死亡和濒死，做出相关的心理调适，以及充分认识生命本质是非常必要的。

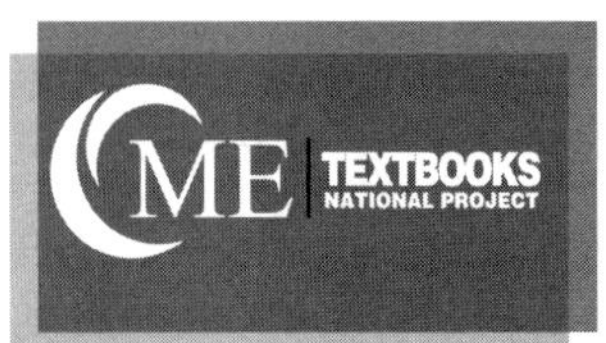

参考文献

[1] 吴爱勤，袁勇贵. 中国心身医学实用临床技能培训教程. 北京：中华医学电子音像出版社，2018.

[2] 吴爱勤，袁勇贵. 心身医学进展（2019）. 北京：中华医学电子音像出版社，2019.

[3] 袁勇贵，岳莹莹. 中国心身医学学科发展方向和机遇. 东南大学学报（医学版），2020，39（05）：557-561.

[4] 筒井末春，中野弘一. 新心身医学入门. 东京：南山堂，1996.

[5] Adler RH，Herrmann JM，Kohle K，et al. Uexkull Psychosomatic Medicine. Urban & Schwarzenberg：Munchen -Wein-Baltimore，1997.

[6] B. 鲁斑-普鲁查，W. 普丁格，F. 克鲁格，等. 实用心身医学. 北京：科学出版社，1998.

[7] 诺斯拉特・佩塞施基安. 身心疾患治疗手册——跨文化、跨学科的积极心理疗法. 张芸，刘楠楠，朱云林，译. 北京：社会科学文献出版社，2002.

[8] 刘涛. 实用心身医学. 北京：农村读物出版社，1989.

[9] 余展飞. 心身医学与心身疾病. 北京：华夏出版社，1990.

[10] 徐斌，吴爱勤. 心理生理障碍——心身疾病. 北京：中国医药科技出版社，2006.

[11] 徐斌，王效道，刘士林，等. 心身医学——心理生理医学基础与临床. 北京：中国科学技术出版社，2000.

[12] 刘增垣，何裕民. 心身医学. 上海：上海科技教育出版社，2000.

[13] Christodoulou GN. Psychosomatic Medicine：Past and Future. NewYork &

London：Plenum Publishing Corporation，1987.

[14] Bagby RM，Paker JD，Taylor GJ. The twenty-Item Toroto Alexithmia Scale——I. Item selection and cross-validation of the factor structure. J Psychosom Res，1994，38（1）：23-32.

[15] Cacioppo JT，Tassinary LG，Bertson GG，et al. Handbook of Psychophysiology. 2nd ed. NewYork：Cambridge University Press，2000.

[16] 江开达. 精神病学. 2版. 北京：人民卫生出版社，2010.

[17] Cosci F. Assessment of personality in psychosomatic medicine：current concepts. Adv Psychosom Med，2012，32：133-159.

[18] Horney K. New ways in psychoanalysis. NewYork：W. W. Norton & Company，2000.

[19] Mead M. The implications of culture change for peronality adevelopment. Am J Orthopsychiat，1947，17（4）：633.

[20] Ruesch J，Bateson G. Communication：the social matrix of psychiatry. NewYork：W. W. Norton & Company，1968.

[21] Holmes TH，Rahe RH. The Social Readjustment Rating Scale. J Psychosom Res，1967，11（2）：213-218.

[22] Sarason IG，Johnson JH，Siegel JM. Assessing the impact of life changes：Development of the Life Experiences Survey. J Consult Clin Psychol，1978，46（5）：932-946.

[23] Alexander F. Psychosomatic aspects of medicine. Psychosom Med，1939，1：7-18.

[24] Alexander F. Development of pschosomatic medicine. Psychosom Med，1962，1：13-24.

[25] Deutsch，Felix. The psychosomatic concept in psychoanalysis. New York：International Universities Press，1954.

[26] Rakel DP，Hoeft TJ，Barrett BP，et al. Practitioner empathy and the duration of the common cold. Fam Med，2009，41（7）：494-501.

[27] Human LJ，Chan M，DeLongis A，et al. Parental accuracy regarding adolescent daily experiences：relationships with adolescent psychological adjustment and inflammatory regulation. psychosom med，2014，76（8）：603-610.

[28] Ader R，Cohen N. Psychoneuroimmunology：conditioning and stress. Annu Rev Psychol，1993，44：53-85.

[29] Miller NE. Biofeedback and visceral learning. Annu Rev Psychol，1978，29：

373-404.

[30] Buwembo A，Long H，Walker CD. Participation of endocannabinoids in rapid suppression of stress responses by glucocorticoids in neonates. Neuroscience，2013，249：154-161.

[31] 倪红梅，王志红. 中医心身医学研究. 上海：上海科技出版社，2016.

[32] 乔明琦，张惠云. 中医情志学. 北京：人民卫生出版社，2009.

[33] 郑洪新. 中医基础理论. 4版. 北京：中国中医药出版社，2016.

[34] 赵敏，郝伟. 酒精及药物滥用与成瘾. 北京：人民卫生出版社，2012.

[35] 顾瑜琦，马莹. 变态心理学. 北京：人民卫生出版社，2009.

[36] 世界卫生组织. ICD-10精神与行为障碍分类. 范肖冬，汪向东，于欣，等，译. 北京：人民卫生出版社，1993.

[37] 崔莉莉，盛利霞，汤宜朗. DSM-5物质相关及成瘾障碍诊断标准的变化及影响. 中国药物依赖性杂志，2015，24（3）：165-168.

[38] 美国精神医学学会. 精神障碍诊断与统计手册（案头参考书）. 精神障碍诊断与统计手册（案头参考书）. 张道龙，译. 5版. 北京：北京大学出版社&北京大学医学出版社，2014.

[39] 杨甫德，陈彦芳. 精神科急症学. 北京：人民卫生出版社，2014.

[40] Stern TA.，Fricchione GL，Cassem NH，等. 麻省总医院精神病学手册. 许毅，译. 6版. 北京：人民卫生出版社，2016.

[41] 袁勇贵. 心身医学新理念. 南京：东南大学出版社，2018.

[42] 杨树伟，张会敏. 心身疾病现阶段诊断及防治研究. 继续医学教育，2014，28（7）：64-66.

[43] Mangelli L，Semprini F，Sirri L，et al. Use of the Diagnostic Criteria for Psychosomatic Research（DCPR）in a community sample. Psychosomatics，2006，47（2）：143-146.

[44] American Psychiatric Association. Diagnostic and Statistical Manual Of Mental Disorders. 4th ed（DSM-IV）. Washington DC：American Psychiatric Publishing，1994.

[45] Oken D. Multiaxial diagnosis and the psychosomatic model of disease. Psychosom Med，2000，62（2）：171-175.

[46] 吴爱勤. 心身医学分类诊断评估策略. 实用医院临床杂志，2015，12（6）：1-6.

[47] 宗建强，王庆珍. 关于精神障碍等级诊断之浅见. 临床精神医学杂志，2004，14（6）：380-380.

[48] 周波. 综合医院心身医学科整合医学模式初探. 实用医院临床杂志，2015，12（6）：6-8.

[49] 吴爱勤. 心身疾病新的评估策略：心身医学研究诊断标准. 医学与哲学，2012，33（1）：8-10，13.

[50] 胡佩诚. 心理治疗. 北京：人民卫生出版社，2013.

[51] 姚树桥，杨彦春. 医学心理学. 6版. 北京：人民卫生出版社，2015.

[52] 白波，杨志寅. 行为医学. 2版. 北京：高等教育出版社，2018.

[53] Koh-Knox RBCP，Pharm D. Motivational interviewing in health care：helping patients change behavior. harefuah，2011，150（9）：733.

[54] Winston A，Rosenthal RN，Pinsker H. 支持性心理治疗导论. 程文红，译. 北京：人民卫生出版社，2010.

[55] Miller，WR，Rollnick，S. 动机式访谈法：帮助人们改变. 上海：华东理工大学出版社，2013.

[56] Solms M. Freud returns. Sci Am，2004，290（5）：82-88.

[57] Varvin S，Gerlach A. The development of psychodynamic psychotherapy and psychoanalysis in China. J Am Acad Psychoanal Dyn Psychiatry Actions，2011，8（3）：261-267.

[58] Clarkin JF，Levy KN，Lenzenweger MF，et al. Evaluating three treatments for borderline personality disorder：a multiwave study. Am J Psychiatry，2007，164（6）：922-928.

[59] 马莹，顾瑜琦. 心理咨询技术与方法. 北京：人民卫生出版社，2012.

[60] 张祎，杨杰. 戒毒场所行为疗法的情境戒治. 中国药物依赖性杂志，2015，24（2）：157-160.

[61] 徐良雄，高卉，刘祖松，等. 音乐治疗联合行为疗法对恢复期精神分裂症患者康复效果的影响. 中国康复，2016，31（3）：232-234.

[62] 孙东，宗雪萍. 老年人尿失禁非手术治疗的研究进展. 中华老年医学杂志，2017，36（5）：594-597.

[63] Schneider KJ，Krug OT. Existential-Humanistic Therapy. New York：American Psychological Association，2010.

[64] Cornelius-White JHD，Motschnig-Pitrik R，Lux M，et al. Interdisciplinary Handbook of the Person-Centered Approach. New York：Springer Science&Business Media，2013.

[65] Greenberg LS，Watson J. Experiential therapy of depression：Differential effects

of client-centered relationship conditions and process experiential interventions. Psychother Res，1998，8：210-224.

[66] Angus L，Watson JC，Elliott R，et al. Humanistic psychotherapy research 1990-2015：from methodological innovation to evidence-supported treatment outcomes and beyond. Psychother Res，2015，25（3）：330-47.

[67] Siqueira D，Tesseroli SRD. Existential Meaning of Patients with Chronic Facial Pain. J Relig Health，2018，57（3）：1125-1132.

[68] Beck JS. 认知疗法基础与应用. 张怡，孙凌，王辰怡，等，译. 2版. 北京：中国轻工业出版社，2013.

[69] 王慧良，张庆林. 催眠与记忆. 中国临床康复杂志，2006，10（18）：158-160.

[70] 单家银. 催眠冲突管理研究. 上海：华东师范大学，2008.

[71] 李树宏. 心理咨询中催眠疗法的用途及实施步骤. 校园心理，2012，10（6）：406-408.

[72] Holdevici I，Craciun B. The use of Ericksonian hypnosis in somatic disorders. Procedia Soc Behav Sci，2012，33：75-79.

[73] Erickson M，Rossi EL. Hypnotherapy：An exploration casebook. New York：Ivington Publishers Inc，1992.

[74] 斯蒂芬·吉利根. 艾瑞克森催眠治疗理论. 王峻，谭洪岗，吴薇莉，译. 北京：世界图书出版公司，2007.

[75] 迈克尔·亚普科. 催眠与抑郁症的治疗：临床实践与运用. 金悦春，译. 北京：世界图书出版公司，2011.

[76] Yapko MD. 临床催眠实用教程. 高隽，译. 4版. 北京：中国轻工业出版社，2015.

[77] 王波. 阅读疗法书目. 高校图书馆工作，2004，24（103）：14-23.

[78] 王景文，马晓，张梅，等. 阅读疗法实施的基本流程及其解读. 华北理工大学学报（社会科学版），2017，17（5）：73-77.

[79] White M，Epston D. Narrative means to therapeutic ends. New York：W. W. Norton，1990.

[80] Chow EOW. Narrative therapy an evaluated intervention to improve stroke survivors' social and emotional adaptation. Clin Rehabil，2015，29（4）：315-326.

[81] Cowley G，Springen K. Rewriting life stories. Newsweek，1995，125（16）：70-74.

[82] White C, Denborough D. Introducing narrative therapy, a collection of practice based writings. South Australia: Dulwich Centre Publications, 1998.

[83] Carr A. Michael White's narrative therapy. Contemp Fam Ther, 1998, 20 (4): 485-503.

[84] White M. Maps of narrative practice. New York: W. W. Norton & Company, 2007.

[85] Etchison M, Kleist DM. Review of Narrative Therapy: Research and Utility. J Fam, 2000, 8 (1): 61-66.

[86] 森田正. 神经质的实质与治疗——精神生活的康复. 臧修智, 译. 北京: 人民卫生出版社, 1992.

[87] 高良武久. 森田心理疗法实践——顺应自然的人生学. 康成俊, 商斌, 译. 北京: 人民卫生出版社, 1989.

[88] 姚树桥, 傅文清. 临床心理学. 北京: 中国人民大学出版社, 2009.

[89] 杨德森, 张亚林, 肖水源, 等. 中国道家认知疗法介绍. 中国神经精神疾病杂志, 2002, 28 (2): 152-154.

[90] 张亚林, 杨德森. 中国道家认知疗法——ABCDE技术简介. 中国心理卫生杂志, 1998, 12 (3): 188-190.

[91] Zhang YL, Young DS, Lee, et al. Chinese taoist cognitive psycho therapy in the treatment of generalized anxiety disorder in contemporary China. Trans cultural Psychiatry, 2002, 27 (39): 115-129.

[92] 杨加青, 赵兰民, 买孝莲. 中国道家认知疗法并用盐酸米安色林与单用盐酸米安色林治疗老年抑郁症的对照研究. 中国神经精神疾病杂志, 2005, 31 (5): 333-335.

[93] 温益雄, 黄英民, 梁旭日. 舍曲林合并道家认知治疗对老年抑郁症的疗效. 中国医药导报, 2008, 5 (21): 67-68.

[94] 王俊平, 许晶. 道家认知疗法治疗脑卒中后抑郁的临床研究. 中国行为医学科学, 2005, 14 (6): 490-521.

[95] 朱金富, 杨德森, 肖水源, 等. 道家认知疗法对冠心病患者纤溶激活系统的影响. 中国心理卫生杂志, 2006, 20 (12): 824.

[96] 朱金富. 道家认知疗法对冠状动脉粥样硬化性心脏病患者A型行为的干预作用. 中国临床康复, 2006, 10 (38): 157-160.

[97] 王国强, 张亚林, 黄国平, 等. 合并道家认知疗法治疗早期高血压的随机对照研究. 中国临床心理学杂志, 2007, 15 (3): 326-328.

[98] 袁勇贵，黄河，张伶俐，等．平衡心理疗法与心身相关障碍．实用老年医学，2017，31（10）：906-909.

[99] 葛楚英．平衡——人类生存之路．武汉：湖北人民出版社，2006.

[100] 葛楚英．平衡学．武汉：湖北人民出版社，2013.

[101] 郭振华，李东，郭应焕．能量转换与守恒定律的发现．宝鸡文理学院学报（自然科学版），2012，32（4）：40-46.

[102] 王文远．中国平衡心理学理论研究．前进论坛（健康中华），2006，1：37-39.

[103] 梁瑞华，毛富强，赵朋，等．内观认知疗法对大学生心理因素的影响研究：情感平衡、领悟社会支持和容纳他人．中国行为医学科学，2008，17（12）：1106-1108.

[104] 杨莉萍，张秀敏．社会建构论语境中的团体心理治疗．医学与哲学，2013，34（1）：47-49.

[105] 邓云龙，周红桂．悦纳进取疗法的理论和操作构建．中南大学学报（医学版），2018，43（11）：1257-1262.

[106] Morgan D. Mindfulness-based cognitive therapy for depression：a new approach for preventing relapse. Psychother Res，2003，13（1）：123-125.

[107] Hayes SC. Acceptance and commitment therapy，relational frame theory，and the third wave of behavioral and cognitive Therapies. Behav Ther，2016，47（6）：869-885.

[108] 戴吉，张玉桃，邓云龙．悦纳进取的理论构建及量表编制．中国临床心理学杂志，2013，21（1）：9-12，16.

[109] 罗斯・哈里斯．ACT就这么简单．祝卓宏，张婍，曹慧，译．北京：机械工业出版社，2016.

[110] Ost LG. The efficacy of acceptance and commitment therapy：an updated systematic review and meta-analysis. Behav Res Ther，2014，61：105-121.

[111] Yalom ID. 团体心理治疗——理论与实践．李敏，李鸣，译．北京：中国轻工业出版社，2005.

[112] 余诗诗，郭丽．团体心理治疗效果评价的研究进展．中华行为医学与脑科学杂志．2012，21（05）：472-474.

[113] Lindemann E. Symptomatology and management of acute grief. Am J Psychiatry，1994，151：141-148.

[114] James RK，Gilliland BE. 危机干预策略．肖水源，周亮，译．7版．北京：中国轻工业出版社，2017.

[115] 中华医学会. 临床技术操作规范精神病学分册. 北京：人民军医出版社，2006.

[116] 施剑飞，骆宏. 心理危机干预实用指导手册. 宁波：宁波出版社，2015.

[117] 张丽，周建松，李凌江. 精神创伤急性期危机干预方法评价. 中国心理卫生杂志，2016，30（8）：561-567.

[118] Frank DL，Khorshid L，Kiffer JF，et al. Biofeedback in medicine：who，when，why and how? Ment Health Fam Med，2010，7（2）：85-91.

[119] Hammond DC. What is neurofeedback：an update. J Neurother，2011，15：305-336.

[120] Yucha C，Gilbert CH. Evidence-based practice in biofeedback and neurofeedback. Appl Psychophysiol Biofeedback，2004，12（3）：46-49

[121] Yucha CB，Montgomery D. Evidence-based practice in biofeedback and neurofeedback. Wheat Ridge，CO：AAPB，2008.

[122] Matthews TV. Neurofeedback over training and the vulnerable patient. J Neurothe，2007，11（3）：63-66.

[123] Matthews TV. Over training and neurofeedback treatment planning. Neuro-Connections，2011，20：23-25.

[124] Hammond DC. The need for individualization in neurofeedback：Heterogeneity in QEEG patterns associated with diagnoses and symptoms. Appl Psychophysiol Biofeedback，2010，35（1）：31-36.

[125] Hammond DC，Kirk L. First，do no harm：Adverse effects and the need for practice standards in neurofeedback. J Neurother，2008，12（1）：79-88.

[126] Todder D，Levine J，Dwolatzky T，et al. Case report：impaired memory and disorientation induced by delta band down-training over the temporal brain regions by neurofeedback treatment. J Neurother，2010，14：153-155.

[127] Lubar JF，Shabsin HS，Natelson SE，et al. EEG operant conditioning in intractible epileptics. Arch Neurol，1981，38：700-704.

[128] Lubar JF，Shouse MN. Use of biofeedback in the treatment of seizure disorders and hyperactivity. Advances in J Clin Child Psychol，1977，1：204-251.

[129] Barker AT，Jalinous R，Freeston IL. Non-invasive magnetic stimulation of human motor cortex. Lancet，1985，1（8437）：1106-1107.

[130] Mutz J，Edgcumbe DR，Brunoni AR，et al. Efficacy and acceptability of non-invasive brain stimulation for the treatment of adult unipolar and bipolar

depression：A systematic review and meta-analysis of randomised sham-controlled trials. Neurosci Biobehav Rev，2018，92：291-303.

[131] Johnson KA，Baig M，Ramsey D，et al. Prefrontal rTMS for treating depression：location and intensity results from the OPT-TMS multi-site clinical trial. Brain Stimul，2013，6（2）：108-117.

[132] Lefaucheur JP，André-Obadia N，Antal A，et al. Evidence-based guidelines on the therapeutic use of repetitive transcranial magnetic stimulation（rTMS）. Clin Neurophysiol，2014，125（11）：2150-2206.

[133] McDonald WM，Durkalski V，Ball ER，et al. Improving the antidepressant efficacy of transcranial magnetic stimulation：maximizing the number of stimulations and treatment location in treatment-resistant depression. Depress Anxiety，2011，28（11）：973-980.

[134] Levkovitz Y，Isserles M，Padberg F，et al. Efficacy and safety of deep transcranial magnetic stimulation for major depression：a prospective multicenter randomized controlled trial. World Psychiatry，2015，14（1）：64-73.

[135] Harel EV，Rabany L，Deutsch L，et al. H-coil repetitive transcranial magnetic stimulation for treatment resistant major depressive disorder：An 18-week continuation safety and feasibility study. World J Biol Psychiatry，2014，15（4）：298-306.

[136] Gershon AA，Dannon PN，Grunhaus L. Transcranial magnetic stimulation in the treatment of depression. Am J Psychiatry，2003，160（5）：835-845.

[137] Teng S，Guo Z，Peng H，et al. High-frequency repetitive transcranial magnetic stimulation over the left DLPFC for major depression：Session-dependent efficacy：A meta-analysis. Eur Psychiatry，2017，41：75-84.

[138] Berlim MT，Van den Eynde F，Daskalakis ZJ. Clinically meaningful efficacy and acceptability of low-frequency repetitive transcranial magnetic stimulation（rTMS）for treating primary major depression：a meta-analysis of randomized，double-blind and sham-controlled trials. Neuropsychopharmacology，2013，38（4）：543-551.

[139] Perera T，George MS，Grammer G，et al. The clinical TMS society consensus review and treatment recommendations for TMS therapy for major depressive disorder. Brain Stimul，2016，9（3）：336-346.

[140] Wang HN，Wang XX，Zhang RG，et al. Clustered repetitive transcranial

magnetic stimulation for the prevention of depressive relapse/recurrence：a randomized controlled trial. Transl Psychiatry，2017，7（12）：1292.

[141] Brys M，Fox MD，Agarwal S，et al. Multifocal repetitive TMS for motor and mood symptoms of Parkinson disease：A randomized trial. Neurology，2016，87（18）：1907-1915.

[142] Tovar-Perdomo S，McGirr A，Van den Eynde F，et al. High frequency repetitive transcranial magnetic stimulation treatment for major depression：Dissociated effects on psychopathology and neurocognition. J Affect Disord，2017，217：112-117.

[143] Janicak PG，O'Reardon JP，Sampson SM，et al. Transcranial magnetic stimulation in the treatment of major depressive disorder：a comprehensive summary of safety experience from acute exposure，extended exposure，and during reintroduction treatment. J Clin Psychiatry，2008，69（2）：222-232.

[144] Rossi S，Hallett M，Rossini PM，et al. Safety，ethical considerations，and application guidelines for the use of transcranial magnetic stimulation in clinical practice and research. Clin Neurophysiol，2009，120（12）：2008-2039.

[145] George MS，Lisanby SH，Avery D，et al. Daily left prefrontal transcranial magnetic stimulation therapy for major depressive disorder：a sham-controlled randomized trial. Arch Gen Psychiatry，2010，67（5）：507-516.

[146] Tringali S，Perrot X，Collet L，et al. Repetitive transcranial magnetic stimulation：hearing safety considerations. Brain Stimul，2012，5（3）：354-363.

[147] Priori A. Brain polarization in humans：a reappraisal of an old tool for prolonged non-invasive modulation of brain excitability. Clin Neurophysiol，2003，114（4）：589-595.

[148] Bindman LJ，Lippold OC，Redfearn JW. The action of brief polarizing currents on the cerebral cortex of the rat（1）during current flow and（2）in the production of long-lasting after-effects. J Physiol，1964，172（3）：369-382.

[149] Rush S，Driscoll DA. Current distribution in the brain from surface electrodes. Anesth Analg，1968，47（6）：717-723.

[150] Dymond AM，Coger RW，Serafetinides EA. Intracerebral current levels in man during electrosleep therapy. Biol Psychiatry，1975，10（1）：101-104.

[151] Lolas F. Brain polarization：behavioral and therapeutic effects. Biol Psychiatry，

1977，12（1）：37-47.

[152] Priori A，Berardelli A，Rona S，et al. Polarization of the human motor cortex through the scalp. Neuroreport，1998，9（10）：2257-2260.

[153] Nitsche MA，Paulus W. Excitability changes induced in the human motor cortex by weak transcranial direct current stimulation. J Physiol，2000，527（3）：633-639.

[154] Lefaucheur JP，Antal A，Ayache SS，et al. Evidence-based guidelines on the therapeutic use of transcranial direct current stimulation（tDCS）. Clin Neurophysiol，2017，128（1）：56-92.

[155] Poreisz C，Boros K，Antal A，et al. Safety aspects of transcranial direct current stimulation concerning healthy subjects and patients. Brain Res Bull，2007，72（4-6）：208-214.

[156] Yuen TG，Agnew WF，Bullara LA，et al. Histological evaluation of neural damage from electrical stimulation：considerations for the selection of parameters for clinical application. Neurosurgery，1981，9（3）：292-299.

[157] Monte-Silva K，Kuo MF，Hessenthaler S，et al. Induction of late LTP-like plasticity in the human motor cortex by repeated non-invasive brain stimulation. Brain Stimul，2013，6（3）：424-432.

[158] Martin DM，Alonzo A，Ho KA，et al. Continuation transcranial direct current stimulation for the prevention of relapse in major depression. J Affect Disord，2013，144（3）：274-278.

[159] Valiengo L，Bensenor IM，Goulart AC，et al. The sertraline versus electrical current therapy for treating depression clinical study（select-TDCS）：results of the crossover and follow-up phases. Depress Anxiety，2013，30（7）：646-653.

[160] Martin DM，Alonzo A，Mitchell PB，et al. Fronto-extracephalic transcranial direct current stimulation as a treatment for major depression：an open-label pilot study. J Affect Disord，2011，134（1-3）：459-463.

[161] Herwig U，Satrapi P，Schonfeldt-Lecuona C. Using the international 10-20 EEG system for positioning of transcranial magnetic stimulation. Brain Topogr，2003，16（2）：95-99.

[162] Zhao HC，Qiao L，Fan DQ，et al. Modulation of brain activity with noninvasive transcranial direct current stimulation（tDCS）：clinical applications

and safety concerns. Front Psychol, 2017, 8: 685.

[163] Blumberger DM, Tran LC, Fitzgerald PB, et al. A randomized double-blind sham-controlled study of transcranial direct current stimulation for treatment-resistant major depression. Front Psychiatry, 2012, 3: 74.

[164] Brunoni AR, Moffa AH, Sampaio-Junior B, et al. Trial of electrical direct-current therapy versus escitalopram for depression. N Engl J Med, 2017, 376(26): 2523-2533.

[165] Brunoni AR, Valiengo L, Baccaro A, et al. The sertraline vs. electrical current therapy for treating depression clinical study: results from a factorial, randomized, controlled trial. JAMA Psychiatry, 2013, 70(4): 383-391.

[166] Meron D, Hedger N, Garner M, et al. Transcranial direct current stimulation (tDCS) in the treatment of depression: Systematic review and meta-analysis of efficacy and tolerability. Neurosci Biobehav Rev, 2015, 57: 46-62.

[167] Brunoni AR, Moffa AH, Fregni F, et al. Transcranial direct current stimulation for acute major depressive episodes: meta-analysis of individual patient data. Br J Psychiatry, 2016, 208(6): 522-531.

[168] Rigonatti SP, Boggio PS, Myczkowski ML, et al. Transcranial direct stimulation and fluoxetine for the treatment of depression. Eur Psychiatry, 2008, 23(1): 74-76.

[169] Ekici B. Transcranial direct current stimulation-induced seizure: analysis of a case. Clin EEG Neurosci, 2015, 46(2): 169.

[170] Zabara J. Inhibition of experimental seizures in canines by repetitive vaga-l stimulation. Epilepsia, 1992, 33(6): 1005-1012.

[171] Morris GL, Gloss D, Buchhalter J, et al. Evidence-based guideline update: vagus nerve stimulation for the treatment of epilepsy: report of the Guideline Development Subcommittee of the American Academy of Neurology. Neurology, 2013, 81(16): 1453-1459.

[172] Handforth A, Degiorgio C M, Schachter S C, et al. Vagus nerve stimulation therapy for partial-onset seizures: a randomized active-control trial. Neurology, 1998, 51(1): 48-55.

[173] Walker BR, Easton A, Gale K. Regulation of limbic motor seizures by GABA and glutamate transmission in nucleus tractus solitarius. Epilepsia, 1999, 40(8): 1051-1057.

[174] Zaaimi B, Grebe R, Berquin P, et al. Vagus nerve stimulation induces changes in respiratory sinus arrhythmia of epileptic children during sleep. Epilepsia, 2009, 50 (11): 2473-2480.

[175] Wheeler M, Herdt VD, Vonck K, et al. Efficacy of vagus nerve stimulation for refractory epilepsy among patient subgroups: a re-analysis using the Engel classification. Seizure, 2011, 20 (4): 331-335.

[176] Antal A, Paulus W. Transcranial alternating current stimulation (tACS). Front Hum Neurosci, 2013, 7: 317.

[177] 关龙舟，魏云，李小俚. 经颅电刺激——一项具有发展前景的脑刺激技术. 中国医疗设备，2015，30 (11): 1-5，9.

[178] 李彩霞，徐振东，梁伟民. 刺激参数对经颅电刺激运动诱发电位的影响. 中国临床医学，2010，17 (2): 245-247.

[179] Mylius V, Jung M, Menzler K, et al. Effects of transcranial direct current stimulation on pain perception and working memory. Eur J Pain, 2012, 16 (7): 974-982.

[180] Reato D, Rahman A, Bikson M, et al. Low-intensity electrical stimulation affects network dynamics by modulating population rate and spike timing. J Neurosci, 2010, 30 (45): 15067-15079.

[181] Radman T, Su YZ, An JH, et al. Spike timing amplifies the effect of electric fields on neurons: implications for endogenous field effects. J Neurosci, 2007, 27 (11): 3030-3036.

[182] Krause V, Wach C, Sãdmeyer M, et al. Cortico-muscular coupling and motor performance are modulated by 20 Hz transcranial alternating current stimulation (tACS) in Parkinson's disease. Front Hum Neurosci, 2014, 7: 928.

[183] Gabis L, Shklar B, Baruch YK, et al. Pain reduction using transcranial electrostimulation: A double-blind "active placebo" controlled trial. J Rehabil Med, 2009, 41 (4): 256-261.

[184] Dondé C, Amad A, Nieto I, et al. Transcranial direct-current stimulation (tDCS) for bipolar depression: A systematic review and meta-analysis. Prog Neuropsychopharmacol Biol Psychiatry, 2017, 78: 123-131.

[185] Philip P, Demotes-Mmainard J, Bourgeois M, et al. Efficiency of transcranial electrostimulation on anxiety and insomnia symptoms during a washout period in depressed patients. A double-blind study. Biol Psychiatry, 1991, 29 (5):

451-456.

[186] Osoegawa C, Gomes JS, Grigolon RB, et al. Non-invasive brain stimulation for negative symptoms in schizophrenia: An updated systematic review and meta-analysis. Schizophr Res, 2018, 197: 34-44.

[187] Kirson ED, Dbalý V, Tovarys F, et al. Alternating electric fields arrest cell proliferation in animal tumor models and human brain tumors. Proc Natl Acad Sci U S A, 2007, 104 (24): 10152-10157.

[188] Sabel BA, Fedorov AB, Naue N, et al. Non-invasive alternating current stimulation improves vision in optic neuropathy. Restor Neurol Neurosci, 2011, 29 (6): 493-505.

[189] Wessel MJ, Hummel FC. Non-invasive Cerebellar Stimulation: a Promising Approach for Stroke Recovery? Cerebellum, 2018, 17 (3): 359-371.

[190] Montez T, Poil SS, Jones BF, et al. Altered Temporal Correlations in Parietal Alpha and Prefrontal Theta Oscillations in Early-Stage Alzheimer Disease. Proc Natl Acad Sci U S A, 2009, 106 (5): 1614-1619.

[191] Bystritsky A, Kerwin L, Feusner J. A pilot study of cranial electrotherapy stimulation for generalized anxiety disorder. J Clin Psychiatry, 2008, 69 (3): 412-417.

[192] Legatt AD, Emerson RG, Epstein CM, et al. ACNS Guideline: Transcranial Electrical Stimulation Motor Evoked Potential (TES-MEP) Monitoring. J Clin Neurophysiol, 2016, 33 (1): 42-50.

[193] Poreisz C, Boros K, Antal A, et al. Safety aspects of transcranial direct current stimulation concerning healthy subjects and patients. Brain Res Bull, 2007, 72 (4-6): 208-214.

[194] Latthe P, Latthe M, Say L, et al. WHO systematic review of prevalence of chronic pelvic pain: a neglected reproductive health morbidity. BMC Public Health, 2006, 6: 177.

[195] Stones RW, Mountfield J. Interventions for treating chronic pelvic pain in women. Cochrane Database Syst Rev, 2000, 2: CD000387.

[196] Direkvand-Moghadam A, Sayehmiri K, Delpisheh A, et al. Epidemiology of Premenstrual Syndrome (PMS) -A systematic review and meta-analysis study. J ClinDiagn Res, 2014, 8 (2): 106-109.

[197] Ranjbaran M, Samani RO, Almasi-Hashiani A, et al. Prevalence of

premenstrual syndrome in Iran：A systematic review and meta-analysis. Int J Reprod BioMed，2017，15（11）：679-686.

[198] Lopez LM，Kaptein A，Helmerhorst FM. Oral contraceptives containing drospirenone for premenstrual syndrome. Cochrane Database Syst Rev，2008，1：CD006586.

[199] Stuenkel CA，Davis SR，Gompel A，et al. Treatment of symptoms of the menopause：An endocrine society clinical practice guideline. J Clin Endocrinol Metab，2015，100（11）：3975-4011.

[200] Santen RJ，Allred DC，Ardoin SP，et al. Postmenopausal hormone therapy：an Endocrine Society scientific statement. J Clin Endocrinol Metab，2010，95（7 Suppl 1）：s1-s66.

[201] 郜正美，陈双燕，吴孟芳，等．全国多中心孕产妇心身健康门诊9712例孕妇孕产期心身障碍发病率调查研究．中国卫生标准管理，2017，8（18）：31-34.

[202] Costa DD，Larouche J，Dritsa M，et al. Psychosocial correlates of prepartum and postpartum depressed mood. J Affect Disord，2000，59（1）：31-40.

[203] 秦峰，丁辉，肖利军，等．多学科合作诊疗系统治疗孕妇心理问题诱发的躯体功能障碍临床研究．中华妇幼临床医学杂志（电子版），2016，12（3）：280-285.

[204] 丁辉，陈林，邸晓兰．产后抑郁障碍防治指南的专家共识（基于产科和社区医生）．中国妇产科临床杂志，2014，15（6）：572-576.

[205] Gdańska P，Drozdowicz-Jastrzębska E，Grzechociń ska B，et al. Anxiety and depression in women undergoing infertility treatment. Ginekol Pol，2017，88（2）：109-112.

[206] Matthiesen SMS，Frederiksen Y，Ingerslev HJ，et al. Stress，distress and outcome of assisted reproductive technology（ART）：a meta-analysis. Hum Reprod，2011，26（10）：2763-2776.

[207] 中国抗癫痫协会．临床诊疗指南癫痫病分册（2015年修订版）．北京：人民卫生出版社，2015.

[208] 中华医学会儿科学分会神经学组．儿童抽动障碍的诊断与治疗建议．中华儿科杂志，2013，51（1）：72-75.

[209] 江载芳，申昆玲，沈颖．诸福棠实用儿科学．8版．北京：人民卫生出版社，2015.

[210] 袁勇贵，刘晓云．老年心身疾病诊治中存在的几个问题．实用老年医学，2016，30（9）：707-708.

[211] Tselebis A，Pachi A，Ilias I，et al．Strategies to improve anxiety and depression in patients with COPD：a mental health perspective．Neuropsychiatr Dis Treat，2016，12：297-328.

[212] 郝伟，陆林．精神病学．8版．北京：人民卫生出版社，2018.

[213] 赵志付．老年心身疾病的诊治研究．中医脑病杂志，2006，2（2）：103-104.

[214] 王华丽．从临床研究看老年精神医学范畴．中华精神科杂志，2017，50（5）：323-324.

[215] 罗裕辉，熊东林，蒋劲，等．肌痛症的静息态功能磁共振脑成像研究．中国疼痛医学杂志，2016，22（3）：189-193.

[216] 周君桂，范建中，庞战军．3种量表应用于老年患者跌倒风险评估的区分效度及相关性研究．中华物理医学与康复杂志，2011，33（6）：422-424.

[217] 陈旭娇，严静，王建业，等．老年综合评估技术应用中国专家共识．中华老年医学杂志，2017，36（5）：471-483.

[218] Kissane DW，Grabsch B，Love A，et al．Psychiatric disorder in women with early stage and advanced breast cancer：a comparative analysis．Aust N Z J Psychiatry，2004，38（5）：320-326.

[219] Stark D，Kiely M，Smith A，et al．Anxiety disorders in cancer patients：their nature，associations，and relation to quality of life．J Clin Oncol，2002，20（14）：3137-3148.

[220] Salvo N，Zeng L，Zhang L，et al．Frequency of reporting and predictive factors for anxiety and depression in patients with advanced cancer．Clin Oncol（R Coll Radiol），2012，24（2）：139-148.

[221] Mitchell AJ，Chan M，Bhatti H，et al．Prevalence of depression，anxiety，and adjustment disorder in oncological，haematological，and palliative-care settings：a meta-analysis of 94 interview-based studies．Lancet Oncol，2011，12（2）：160-174.

[222] Okamura H，Watanabe T，Narabayashi M，et al．Psychological distress following first recurrence of disease in patients with breast cancer：prevalence and risk factors．Breast Cancer Res Treat，2000，61（2）：131-137.

[223] Akechi T，Okuyama T，Sugawara Y，et al．Major depression，adjustment disorders，and post-traumatic stress disorder in terminally ill cancer patients：

associated and predictive factors. J Clin Oncol，2004，22（10）：1957-1965.

[224] Rodin G，Yuen D，Mischitelle A，et al. Traumatic stress in acute leukemia. Psychooncology，2013，22（2）：299-307.

[225] Massie MJ. Prevalence of depression in patients with cancer. J Natl Cancer Inst Monogr，2004，2004（32）：57-71.

[226] Grassi L，Indelli M，Marzola M，et al. Depressive symptoms and quality of life in home-care-assisted cancer patients. J Pain Symptom Manage，1996，12（5）：300-307.

[227] Fitzgerald P，Lo C，Li M，et al. The relationship between depression and physical symptom burden in advanced cancer. BMJ Support Palliat Care，2015，5（4）：381-388.

[228] Colleoni M，Mandala M，Peruzzotti G，et al. Depression and degree of acceptance of adjuvant cytotoxic drugs. Lancet，2000，356（9238）：1326-1327.

[229] Chochinov HM，Wilson KG，Enns M，et al. Depression，hopelessness，and suicidal ideation in the terminally Ill. Psychosomatics，1998，39（4）：366-370.

[230] Rodin G，Zimmermann C，Rydall A，et al. The desire for hastened death in patients with metastatic cancer. J Pain Symptom Manage，2007，33（6）：661-675.

[231] Breitbart W，Alici Y. Agitation and delirium at the end of life："We couldn't manage him". JAMA，2008，300（24）：2898-2910.

[232] Grassi L，Rosti G，Lasalvia A，et al. Psychosocial variables associated with mental adjustment to cancer. Psycho-Oncology，1993，2（1）：11-20.

[233] Watson M，Haviland JS，Greer S，et al. Influence of psychological response on survival in breast cancer：a population-based cohort study. Lancet，1999，354（9187）：1331-1336.

[234] Watson M，Homewood J，Haviland J，et al. Influence of psychological response on breast cancer survival：10-year follow-up of a population-based cohort. Eur J Cancer，2005，41（12）：1710-1714.

[235] Schulz KH，Kroencke S，Beckmann M，et al. Mental and physical quality of life in actual living liver donors versus potential living liver donors：a prospective，controlled，multicenter study. Liver Transpl，2009，15（12）：1676-1687.

[236] 刘梅颜，胡大一，姜荣环，等．心血管内科门诊患者合并心理问题的现状分析．中华内科杂志，2008，47（4）：277-279.

[237] 邓必勇，崔建国，李春坚，等．住院冠心病患者1083例心理状况的调查与相关分析．中华心血管病杂志，2010，38（8）：702-705.

[238] Lavie CJ，Milani RV．Adverse psychological and coronary risk profiles in young patients with coronary artery disease and benefits of formal cardiac rehabilitation．Arch Intern Med，2006，166（17）：1878-1883.

[239] Milani RV，Lavie CJ．Impact of Cardiac Rehabilitation on Depression and Its Associated Mortality．Am J Med，2007，120（9）：799-806.

[240] 刘遂心，朱洁，孙明，等．有氧运动干预对心血管神经症的影响．中国行为医学科学，2005，14（5）：421-422，424.

[241] 潘菊花，王彦云，张永超，等．丹参抗抑郁作用新探．环球中医药，2014，7（6）：488-491.

[242] 陈蕾．黄酮类化合物的抗抑郁作用研究．江西中医药，2011，42（10）：55-57.

[243] 付珊，杨贞．三七皂苷对急性和慢性应激抑郁型大鼠抗抑郁样作用的研究．中国医药指南，2012，10（19）：113-114.

[244] Cha HY，Park JH，Hong JT，et al．Anxiolytic-like Effects of Ginsenosides on the Elevated Plus-Maze Model in Mice．Biol Pharm Bull，2005，28（9）：1621-1625.

[245] 魏玮，唐艳萍．消化系统西医难治病种中西医结合诊疗方案．北京：人民卫生出版社，2012.

[246] 中国中西医结合学会消化系统疾病专业委员会．消化心身疾病中西医结合整体诊治专家指导意见（2017年）．中国中西医结合消化杂志，2018，26（1）：9-17.

[247] 姚宏昌，唐艳萍．消化系统心身病症．上海：上海科技教育出版社，2000.

[248] Kolesnikov DB，Rapoport SI，Voznesenskaia LA．Current views of psychosomatic diseases．Klin Med（Mosk），2014，92（7）：12-18.

[249] 姚宏昌．重视消化系统心身疾病的研究．中华消化杂志，2001，21（3）：133-134.

[250] 曹建新，张巧丽．新版心身研究诊断标准及其临床应用．中华诊断学电子杂志，2018，6（1）：12-19.

[251] 杨放如．心身疾病的病因、分类、诊断及其综合防治．中国医刊，2005，40

(7):57-59.

[252] 吕小燕，冯五金．消化心身疾病的中医辨识与施治．中华诊断学电子杂志，2018，6(1):9-11.

[253] 陈胜良．消化心身疾病常见临床表现的分类及处置对策．中华消化杂志，2015，35(9):579-582.

[254] 陈玉龙．慢性胃肠疾病的心身医学观．中华诊断学电子杂志，2016，4(3):168-172.

[255] Ilzarbe L，Fabrega M，Quintero R，et al．Inflammatory bowel disease and eating disorders：A systematized review of comorbidity．J Psychosom Res，2017，102：47-53.

[256] Mayer EA，Hsiao EY．The gut and its microbiome as related to central nervous system functioning and psychological well-being：Introduction to the Special Issue of Psychosomatic Medicine．Psychosom Med，2017，79(8):844-846.

[257] Xiong NN，Wei J，Ke MY，et al．Illness perception of patients with functional gastrointestinal disorders．Front Psychiatry，2018，9：122.

[258] Tan CJ，Chen WL，Wu YB，et al．Chinese medicine for mental disorder and its applications in psychosomatic diseases．Altern Ther Health Med，2013，19(1):59-69.

[259] 张颖，梁东风，黄烽．重视风湿病患者的心身医学研究．中华内科杂志，2017，56(3):163-166.

[260] 杨均芳，齐慧贞．影响类风湿性关节炎患者心理健康的因素．中国健康心理学杂志，2013，21(7):1005-1007.

[261] 李明珠．心理护理干预对强直性脊柱炎患者负性情绪的影响．世界最新医学信息文摘，2015，15(55):219.

[262] 王艳明，姚建玲，陈成妹，等．系统性红斑狼疮患者心理健康状况的调查分析．中国药物经济学，2015，l0(6):126-128.

[263] 白璐，宋旭红，徐世林．系统性红斑狼疮患者和健康人群心理资本特点比较分析．临床医药实践，2015，24(2):83-85.

[264] 李双玉，王华．系统性红斑狼疮初诊女性患者焦虑抑郁状态的心理干预．现代医药卫生，2017，33(5):763-765.

[265] Sullivan BD，Crews LA，Messmer EM，et al．Correlations between commonly used objective signs and symptoms for the diagnosis of dry eye disease：clinical implications．Acta Ophthalmologica，2014，92(2):161-166.

[266] 师国洋，孙焱，于慧敏. 纤维肌痛综合征发病机制的研究进展. 临床荟萃，2016，31（4）：439-442.

[267] 李凌江，马辛. 中国抑郁障碍防治指南. 2版. 北京：中华医学电子音像出版社，2015.

[268] Romera I，Fernández-Pérez S，Montejo AL，et al. Generalized anxiety disorder，with or without co-morbid major depressive disorder，in primary care：prevalence of painful somatic symptoms，functioning and health status. J Affect Disord，2010，127（1-3）：160-168.

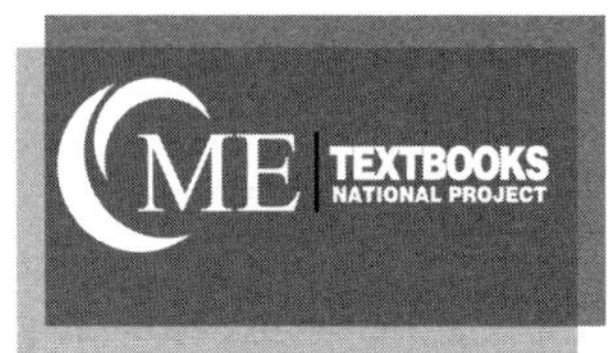

9项患者健康问卷（PHQ-9）

附录一

在过去的2周里，你生活中以下表现/症状出现的频率有多少？

项　目	完全没有（0分）	有几天（1分）	一半以上时间（2分）	几乎每天（3分）
1. 做什么事都没兴趣，没意思				
2. 感到心情低落，抑郁，没希望				
3. 入睡困难，总是醒着，或睡得太多、嗜睡				
4. 常感到很疲倦，浑身没劲				
5. 口味不好，或吃得太多				
6. 自己对自己不满，觉得自己是个失败者，或让家人丢脸了				
7. 无法集中精力，即便是在读报纸或看电视时，感觉记忆力下降				
8. 行动或说话缓慢到引起他人注意，或刚好相反，坐卧不安，烦躁易怒，到处走动				
9. 有不如一死了之的念头，或想着怎样伤害一下自己				

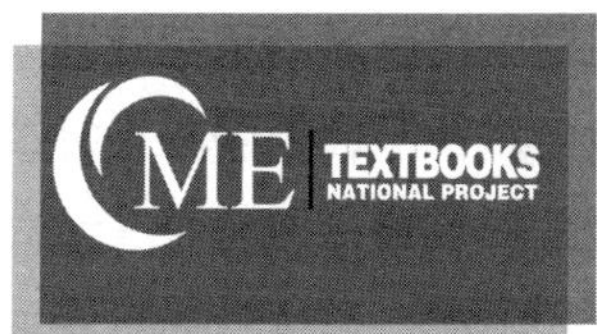

7项广泛性焦虑障碍量表（GAD-7）

附录二

在最近2周内，您有多少时间受到以下问题的困扰？

项　目	完全没有（0分）	有几天（1分）	一半以上时间（2分）	几乎每天（3分）
1. 感觉紧张、焦虑或急切				
2. 不能停止或控制担忧				
3. 对各种各样的事情担忧过多				
4. 很难放松下来				
5. 由于不安而无法静坐				
6. 变得容易烦恼或急躁				
7. 感到害怕，似乎有可怕的事情将要发生				

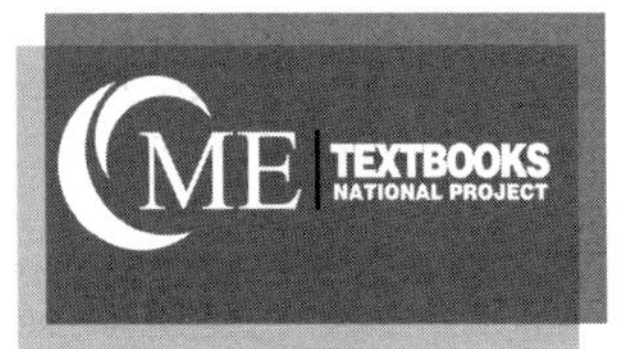

患者健康问卷躯体症状群量表（PHQ-15）

附录三

下面共有15项疾病症状，请回想过去一个月内您是否出现了这个（些）症状，并在每一项症状后面对应的数字上画圈。

序号	问　题	无	有点	大量
1	胃痛	0	1	2
2	背痛	0	1	2
3	手臂、腿或关节疼痛（如膝关节、髋关节等）	0	1	2
4	痛经或月经期间的其他问题（该题只有女性回答）	0	1	2
5	头痛	0	1	2
6	胸痛	0	1	2
7	头晕	0	1	2
8	一阵阵虚弱感	0	1	2
9	感到心脏怦怦直跳或跳得很快	0	1	2
10	透不过气来	0	1	2
11	性生活中有疼痛或其他问题	0	1	2
12	便秘，肠道不舒适，腹泻	0	1	2
13	恶心，排气或消化不良	0	1	2
14	感到疲劳或无精打采	0	1	2
15	睡眠有问题或烦恼	0	1	2

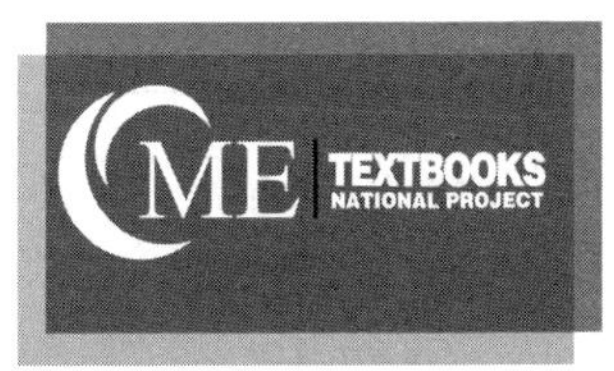

心身症状评估量表（PSSS）

附录四

请仔细阅读每一个项目，把意思弄明白，然后根据您最近一个月的实际情况，选择最适合您的答案。

序号	项目	没有	小部分时间	相当多时间	绝大部分或全部时间
1	头昏、头胀或头晕	0	1	2	3
2	两眼憋胀、干涩、视物模糊	0	1	2	3
3	部位不定的烧灼感、紧束感	0	1	2	3
4	四肢颤抖、发麻	0	1	2	3
5	情绪低落、消沉或绝望	0	1	2	3
6	心前区不适、心慌（心率加快）、心悸（心跳加强）	0	1	2	3
7	胸闷、气急、呼吸困难	0	1	2	3
8	喉部不适感	0	1	2	3
9	耳鸣或脑鸣	0	1	2	3

（待续）

（续表）

序号	项目	没有	小部分时间	相当多时间	绝大部分或全部时间
10	做事时无兴趣、不快乐、无动力、无意义	0	1	2	3
11	比平常更容易发脾气、冲动	0	1	2	3
12	感到紧张、担心、害怕或濒死感	0	1	2	3
13	口干、舌苔厚腻	0	1	2	3
14	嗳气、反酸或烧心	0	1	2	3
15	打嗝、恶心、呕吐	0	1	2	3
16	肠鸣、腹胀、腹泻、便秘	0	1	2	3
17	常常回避使你紧张的场景	0	1	2	3
18	尿频、尿急、夜尿增多、排尿困难	0	1	2	3
19	会阴部不适感	0	1	2	3
20	遗精或早泄（限男性）/月经不调或痛经（限女性）	0	1	2	3
21	常有伤害自己的想法	0	1	2	3
22	手心和足心发热、全身阵热阵汗、怕冷、四肢发凉、感觉有凉气进入身体	0	1	2	3
23	疼痛，如全身或局部疼痛、游走性疼痛等	0	1	2	3
24	感到全身乏力	0	1	2	3
25	感到不得不去重复做某些事或想某些问题	0	1	2	3
26	入睡困难、易醒、早醒	0	1	2	3